Pflege PRAXIS

Jutta König

BI, SIS®, Expertenstandards & Qualitätsindikatoren

Zusammenhänge erkennen – Fallen vermeiden – perfekt dokumentieren

2., aktualisierte Auflage

Das Praxishandbuch für Einsteiger und Profis

schlütersche

Jutta König ist Wirtschaftsdiplom-Betriebswirtin Gesundheit (VWA) und Sachverständige bei verschiedenen Sozialgerichten im Bundesgebiet. Sie unterrichtet Pflegesachverständige und Pflegeberater, arbeitet als Unternehmensberaterin und Dozentin in den Bereichen SGB XI, SGB V, Heim- und Betreuungsrecht. Sie ist examinierte Altenpflegerin, Pflegedienst- und Heimleitung.

»Vernetzen ist so lange gut,
bis man sich verheddert.«

JUTTA KÖNIG

Bibliografische Information der Deutschen Nationalbibliothek
Die Deutsche Nationalbibliothek verzeichnet diese Publikation in der Deutschen Nationalbibliografie; detaillierte bibliografische Daten sind im Internet über http://dnb.de abrufbar.

ISBN 978-3-8426-0854-2 (Print)
ISBN 978-3-8426-9096-7 (PDF)
ISBN 978-3-8426-9097-4 (EPUB)

Titelbild: s_l – stock.adobe.com
Covergestaltung und Reihenlayout: Lichten, Hamburg
Satz: Sandra Knauer Satz · Layout · Service, Garbsen
Druck: Salzland Druck GmbH & Co. KG, Staßfurt

Inhalt

Vorwort

Seit November 2019 laufen die neuen qualitätsindikatorengestützten Qualitätsprüfungen. Diese vollkommen neue, am Ergebnis orientierte Prüfung der internen und externen Ergebnisse von stationären Pflegeeinrichtungen hat eine Veränderung der bisherigen Systematik zur Folge.

Die Einrichtungen der ambulanten Pflege sowie die Tagespflegen erhalten zwar auch den sogenannten »neuen Pflege-TÜV«, werden aber keine internen Ergebnisse erheben müssen – vorerst! Die stationäre Altenhilfe aber erhebt künftig alle sechs Monate interne Ergebnisse – neben der jährlichen MDK-Prüfung. Und diese neue Thematik behandelt dieses Buch.

Benötigt werden dazu das Begutachtungsinstrument (BI), die Expertenstandards, die Pflegedokumentation sowie ein neues Erhebungsinstrument.

Das Begutachtungsinstrument und das Strukturmodell (oft nur SIS® – Strukturierte Informationssammlung – genannt) sollen nach Expertenmeinung nicht miteinander verknüpft werden, zumindest muss die Dokumentation das BI nicht abbilden. Die Überschriften in Modulen und Themenfeldern ähneln sich aber und laden zur Verknüpfung geradezu ein.

Hinzu kommen die Qualitätsindikatoren (QI) und die Qualitätsaspekte (QA), die ebenfalls an einigen Stellen sehr viel Ähnlichkeit mit den Inhalten des BI und der SIS® haben. Und dann müssen Sie auch noch die Expertenstandards im Blick behalten. Dort wird nichts anderes gefordert als das Wissen zum Klienten, z. B. in Sachen Mobilität und Risiken – was in der Dokumentation bereits abgebildet wird.

So kann man an vielen Stellen eine Vernetzung erkennen. Diese können/sollen Sie nutzen, um die Bürokratie weiter abzubauen, den korrekten Pflegegrad für die Betroffenen zu erreichen, die interne Qualität zu steigern sowie die geforderte externe Qualität nachzuweisen.

Uelversheim, im April 2021 Jutta König

1 Zusammenhänge verstehen

Im November 2019 begann eine neue Ära der Qualitätsbemessung in Deutschland. Jede stationäre Einrichtung muss seitdem zusätzlich zu den externen Prüfungen künftig auch intern die Qualität messbar ermitteln und diese an die Datenauswertungsstelle (DAS) übermitteln (▸ Abb. 1).

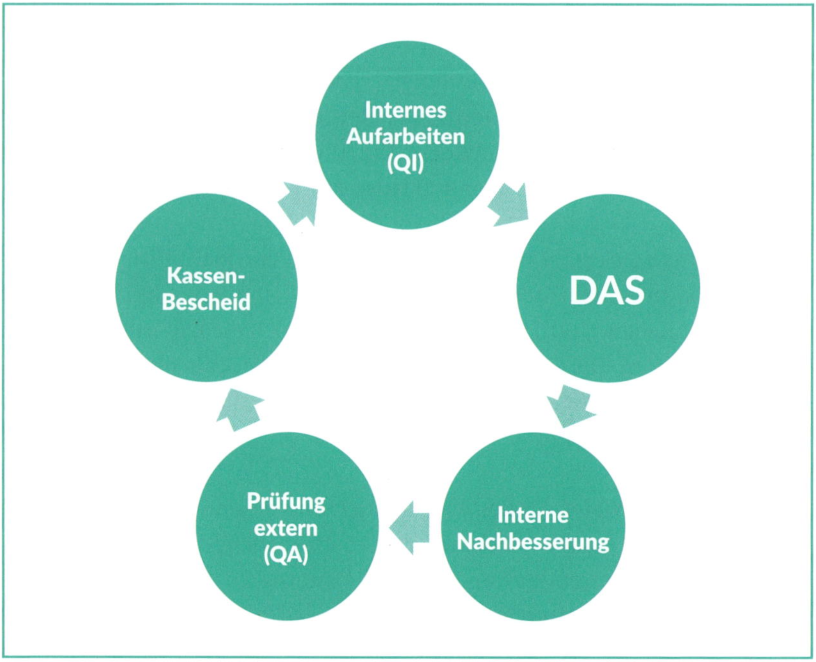

Abb. 1: Der neue Kreislauf der Qualitätsprüfung in stationären Einrichtungen.

Die ambulante Pflege und die Tagespflege-Einrichtungen erleben zwar auch neue Qualitätsprüfungen, aber unter anderen Voraussetzungen. So werden intern zunächst in absehbarer Zeit keine Qualitätsindikatoren erhoben werden müssen. Es bleibt also beim bisherigen Kreislauf (▶ Abb. 2).

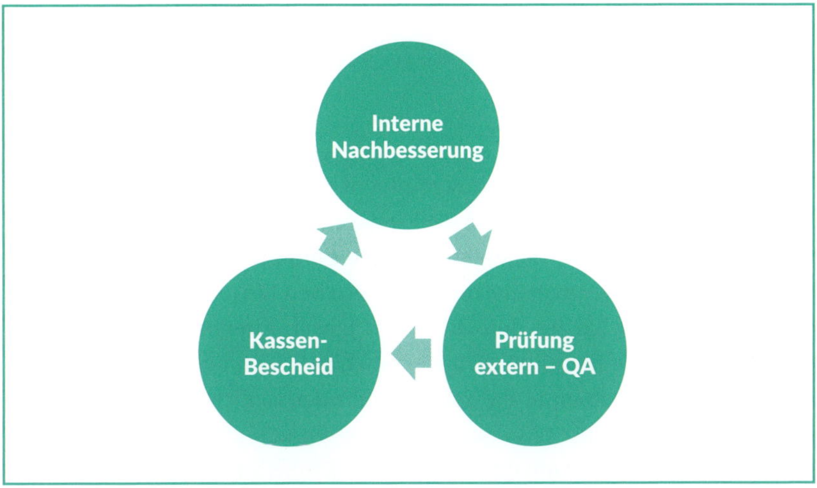

Abb. 2: Der Kreislauf der Qualitätsprüfung in der ambulanten Pflege bzw. in der Tagespflege.

Wichtig **Stationäre Pflege – aufgepasst!**

Um die neuen Prozesse zu verstehen und anzuwenden, ist es unbedingt notwendig, die Dokumentation incl. der Expertenstandards sowie das Begutachtungsinstrument zu beherrschen. Diese fließen in die neuen qualitätsindikatorengestützten Qualitätsprüfungen mit ein.

2 SIS® – Aufbau und Logik in der Handhabung

Das Strukturmodell, von vielen vereinfacht SIS® (obwohl die Strukturierte Informationssammlung nur ein Teil davon ist) genannt, hat einen Paradigmenwechsel in der Pflege verlangt und zum ersten großen Umdenken geführt. Sie führt weg von der rein pflegerischen Einschätzung der Pflegeprobleme, wie wir sie aus den letzten 40 Jahren Altenpflege kennen. 1977 gab uns Sr. Liliane Juchli im deutschsprachigen Raum ein Modell zur Planung der Pflegeprobleme: die »Aktivitäten des täglichen Lebens (ATL)«, erweitert bzw. abgelöst 1984 durch die »Aktivitäten und existenziellen Erfahrungen des Lebens (AEDL)« von Monika Krohwinkel.

Endlich gab es mit Monika Krohwinkel nach langen Jahren eine Deutsche, die ein Pflegemodell kreierte. Nicht verwunderlich also, dass man jahrzehntelang ihrem Vorgehen der AEDL (später »ABEDL«, wobei das »B« für »Beziehungen« steht) folgte. Der Nachteil all dieser Modelle war und ist: Sie basieren auf alten Erkenntnissen und wurden nicht wirklich weiterentwickelt.

2.1 Die letzten 40 Jahre der Pflegemodelle verstehen

Vergleichen Sie die vier bekanntesten Pflegemodelle und versuchen Sie, wirkliche Unterschiede und Entwicklungen der letzten 40 Jahre zu erkennen (▸ Tab. 1).

Tab. 1: Pflegemodelle im Vergleich (Reihenfolge geändert)

RTL-Modell nach Roper, Logan & Tierney, ca. 1953	Grundbedürfnisse nach Henderson ca. 1959	ATL nach Juchli ca. 1977	AEDL/ABEDL nach Krohwinkel, ca. 1984
Kommunizieren	Zum Ausdruck bringen von Empfindungen, Nöten, Ängsten oder Gefühlen im Umgang mit anderen	Kommunizieren	Kommunizieren können
Sich bewegen	Bewegung und Einhaltung der gewünschten Lage	Sich bewegen	Sich bewegen können
Atmen, Körpertemperatur regeln	Aufrechterhaltung normaler Körpertemperatur, Normale Atmung	Körpertemperatur regulieren, atmen	Vitale Funktionen des Lebens aufrecht erhalten können
Sich sauberhalten und kleiden	Sauberkeit und Körperpflege, Schutz des Äußeren	Sich waschen und kleiden	Sich pflegen können
Essen und trinken	Angemessene Nahrungs- und Flüssigkeitsaufnahme	Essen und trinken	Essen und trinken können
Ausscheiden	Ausscheidung mittels aller Ausscheidungsorgane	Ausscheiden	Ausscheiden können
	Auswahl passender Kleidung, An- und Ausziehen		Sich kleiden können
Schlafen	Ruhe und Schlaf	Wach sein und schlafen	Ruhen und schlafen können
Arbeiten und spielen	Befriedigende Beschäftigung	Raum und Zeit gestalten	Sich beschäftigen können

RTL-Modell nach Roper, Logan & Tierney, ca. 1953	Grundbedürfnisse nach Henderson ca. 1959	ATL nach Juchli ca. 1977	AEDL/ABEDL nach Krohwinkel, ca. 1984
Sich als Mann/ Frau fühlen und verhalten		Frau/Mann sein	Sich als Mann/ Frau fühlen können
Für eine sichere Umgebung sorgen	Vermeidung von Gefahren in seiner Umgebung bzw. Gefährdung anderer	Sich sicher fühlen und verhalten	Für eine sichere Umgebung sorgen können
	Lernen, entdecken oder befriedigen der Wissbegier, die zu einer normalen Entwicklung und Gesundheit führen Seiner religiösen Überzeugung nachgehen		Soziale Bereiche des Lebens sichern können
Sterben		Sinn finden im Werden, Sein, Vergehen	Mit existenziellen Erfahrungen des Lebens umgehen können

Fakt ist, dass in 40 Jahren in der Alten- und Krankenpflege keine wirkliche Entwicklung stattfand. Wir haben oftmals lediglich die verschiedenen Modelle abgeschrieben, wenn Pflegeplanungen erstellt wurden. Wir hatten in allen Modellen immer den verrichtungsbezogenen Pflegebegriff. Stets wollten wir den Menschen ganzheitlich abbilden, haben ihn aber nur in eine Schablone gepresst, statt ihn wirklich individuell zu behandeln. In vielen Einrichtungen waren die Pflegekräfte strikt darauf bedacht, stets alle AEDL, ATL etc. komplett auszufüllen. Kaum jemand traute sich, mal **kein** Problem zu finden. Stattdessen wurden Probleme erfunden, oder Informationen, die eigentlich grundsätzlich neutral zu werten sind, zum Problem gemacht. Doch wenn man Informationen wie

- übergewichtig,
- untergewichtig,
- Sehschwäche,
- inkontinent oder
- schon mal gestürzt

zum Problem macht, findet sich dafür natürlich keine Lösung. Allzu oft war es ein erfundenes Problem der Pflegekräfte, aber keines des Pflegebedürftigen.

Fazit **Dem Papier trauten wir mehr als dem eigenen Augenschein**

Wir haben Jahrzehnte lang Assessments ausgefüllt, die offenbar den Pflegebedürftigen besser kannten als wir selbst. Oder wie sonst kann man erklären, dass wir eher dem Assessment folgten, anstatt unserem normalen Menschenverstand bzw. unserer fachlichen Einschätzung?

Wichtig **Bezug zur neuen Qualitätsprüfung**

Auch in den seit 1. November 2019 stattfindenden Qualitätsprüfungen ist das Pflegemodell, nach dem Sie vorgehen, frei wählbar, also für das Ergebnis irrelevant. Es beeinflusst weder die internen Ergebnisse der Qualitätsindikatoren noch die Ergebnisse der externen Prüfung durch MDK- oder PKV-Prüfteam.

2.2 Dokumentationen nur für den MDK?

Mit dem Pflegeplanungs- und Assessmentwahn ging auch eine Leistungsnachweisschlacht einher. Hier ein beispielhaftes Späßchen, in dem viel Wahrheit steckt:

Beispiel **Ein Frühstück und seine Dokumentation im Wandel der Zeit**

1985
Die Pflegekraft bereitet dem Pflegebedürftigen das Frühstück.
Sie dokumentiert nichts, denn dazu ist sie nicht verpflichtet.

1990
Die Pflegekraft bereitet dem Pflegebedürftigen das Frühstück.
Sie dokumentiert im Leistungsnachweis mit Handzeichen, dass sie das Frühstück gegeben hat und schreibt im Bericht »hat gut gegessen« (seit 1986 besteht Dokumentationspflicht).

1995
Die lernwillige Pflegekraft bereitet dem Pflegebedürftigen das Frühstück.
Sie dokumentiert im Leistungsnachweis mit Handzeichen, dass sie das Frühstück gegeben hat und schreibt im Bericht »hat gut gegessen«. Der MDK-Mitarbeiter kritisiert, der Eintrag sei nichtssagend: »Was heißt »gut gegessen«? Stattdessen müsse es lauten »zwei Scheiben Brot«!« (1995 wurden Pflegeversicherung und Qualitätsprüfungen eingeführt).

2000
Die folgsame Pflegekraft bereitet dem Pflegebedürftigen das Frühstück.
Sie dokumentiert im Leistungsnachweis mit Handzeichen, dass sie das Frühstück gegeben hat und schreibt im Bericht »hat zwei Scheiben Brot gegessen«. Der nächste MDK-Prüfer kritisiert, der Eintrag sei nicht individuell genug: »Wie war das Brot belegt? Mit Wurst oder Käse?«

2005
Die pflichtbewusste Pflegekraft bereitet dem Pflegebedürftigen das Frühstück. Sie dokumentiert im Leistungsnachweis mit Handzeichen, dass sie das Frühstück gegeben hat und schreibt im Bericht »hat zwei Scheiben Brot gegessen, 1 mit Wurst und 1 mit Käse«. Nun kommt ein weiterer MDK-Prüfer und kritisiert, der Eintrag sei noch immer nicht individuell genug. »Mit welcher Wurstsorte und welchem Käse war das Brot belegt? Streichwurst oder Salami? Weich- oder Hartkäse?«

2010
Die gut ausgebildete Pflegekraft bereitet dem Pflegebedürftigen das Frühstück zu. Sie dokumentiert im Leistungsnachweis mit Handzeichen, dass sie das Frühstück gegeben hat und schreibt im Bericht »hat zwei Scheiben Brot gegessen, 1 mit Streichwurst und 1 mit Goudakäse«. Nun kommt der wichtige MDK-Prüfer und kritisiert: »Ich sehe nicht, wie viele Kalorien diese Brote haben und schließlich ist Streichwurst nicht gleich Streichwurst. Das alles ist zu ungenau!«

2015
Die immer noch tätige Pflegekraft bereitet dem Pflegebedürftigen das Frühstück zu. Sie dokumentiert im Leistungsnachweis mit Handzeichen, dass sie das Frühstück gegeben hat und schreibt im Bericht »hat zwei Scheiben Brot gegessen, 1 mit Streichwurst Marke Teewurst von Gutfreund und 1 Brot mit Maigoudakäse der Firma Anja, insgesamt 597 Kcal.« Nun kommt der geschulte MDK-Prüfer und kritisiert, der Eintrag sei völlig unnötig, denn man sehe doch in der Planung oder SIS®, was der Pflegebedürftige gerne esse. »Tragen Sie doch bitte nichts mehr ein. Außer wenn der Betreffende nicht wie gewohnt isst.«

2020
Die mittlerweile älter gewordene, aber nichtsdestotrotz immer noch hochprofessionelle Pflegekraft bereitet dem Pflegebedürftigen das Frühstück. Sie dokumentiert nichts. Da kommt ein MDK-Prüfer und meint: »Sie können nicht wochenlang nichts dokumentieren, Sie müssen doch wenigstens…!«

Es war schon lange an der Zeit, eine grundlegende Änderung herbeizuführen. Auch um der häufig angstgetriebenen und deshalb überbordenden Dokumentation ein Ende zu setzen. »Je mehr desto besser«, schien die Devise all die Jahre zu sein und kaum jemand hat versucht zu entbürokratisieren. Als ich in Einrichtungen 2002 erstmals eine Verschlankung der Dokumentation auf fünf Bereiche[1] vorschlug, war ich ein Außenseiter und viele schüttelten die Köpfe. Weg von den AEDL? In Deutschland zur Jahrtausendwende noch undenkbar! Ich war zu früh mit meinen Entbürokratisierungsgedanken, habe sie aber weiter hartnäckig verfolgt. Als der Gesetzgeber 2009 die Entbürokratisierung ins Gesetz schrieb (Pflegeweiterentwicklungsgesetz), konnte meine Fünf-Bereiche-Planung zum Erfolgsmodell werden. Nun war die Entbürokratisierung gesetzlich erwünscht. Und es ging weiter:

»In einer 2013 von Kitson et al. vorgestellten Synthese von Publikationen aus Pflege, Medizin und Gesundheitspolitik zu der Frage, welches die Kernelemente einer ›Person-Zentrierten Praxis‹ sind, identifizierten die Autorinnen drei Kernthemen:

(1) Partizipation der ›zu-Pflegenden‹;

(2) Beziehung zwischen ›zu-Pflegenden‹ und den professionell Tätigen sowie

(3) der Kontext, in dem Pflege angeboten wird.«[2]

Diese drei Kernelemente sollten die Grundlage darstellen für eine noch nie dagewesene Betrachtungsweise im Pflege- und Beziehungsprozess. Im Strukturmodell kommt erstmals der Pflegebedürftige als erster zu Wort. Erst nach seiner Schilderung schätzt der Pflegeprofi die Probleme und Ressourcen ein. Egal, was die Fachkraft einschätzt, ohne den Pflegebedürftigen geht es nicht und letztendlich muss ein Aushandlungsprozess her, sofern Profi und Hilfsbedürftiger nicht zusammenkommen.

---

[1] König J (2020): Dokumentationswahnsinn in der Pflege – es geht auch anders. 4., aktualisierte Auflage. Schlütersche Verlagsgesellschaft, Hannover.

[2] Roes M (2014): »Pflegewissenschaftliche Einordnung Strukturmodell/SIS®/Risikomatrix« Veranstaltungsreihe der BAFGW Katholische Akademie, Kardinal Wendel Haus, 29. September 2014

Aber eines nach dem anderen. Schauen wir auf das Strukturmodell. Es besteht aus vier Kernbereichen und ist somit ein vierschrittiger Pflegeprozess.

1. SIS® (Strukturierte Informationssammlung),
2. Maßnahmenplanung (in welcher Art auch immer),
3. Bericht zur Dokumentation von Abweichungen und Besonderheiten,
4. Evaluation.

Das allein ist schon eine Entbürokratisierung im Vergleich zu dem seit Jahrzehnten angewandten Pflegeprozess nach Fiechter und Meier. Denn das Strukturmodell macht aus zwei Schritten (Anamnese/Informationssammlung sowie Problem-/Ressourcenplanung) nur einen Schritt. Der 5. Schritt, Leistungsnachweis, fällt ebenfalls weg.

Fazit **Weniger Papier dank Strukturmodell**

Die SIS® beherbergt die Anamnese, Informationen, Wünsche, Bedürfnisse, Biografie, Probleme und Ressourcen und – nicht zu vergessen – die Risikomatrix. Somit ersetzt ein einziger Vordruck, die SIS®, gleich zwei bis drei alte Vordrucke und mindestens fünf Assessments. Das ist ein toller Nebeneffekt und das Grundprinzip der Entbürokratisierung.

Wichtig **Bezug zur neuen Qualitätsprüfung**

Die Dokumentation wird sowohl für die interne Erfassung der Ergebnisqualität über die Qualitätsindikatoren, für die halbjährlich 98 Fragen für jeden Bewohner beantwortet werden müssen (▶ Kap. 5), als auch für die neue Art der Qualitätsprüfung benötigt. Lernen Sie also die wichtigste Frage zu stellen: »Wo steht das?«, bevor Sie die Bedürfnisse einzelner Prüfer bedienen.

2.3 Den Aufbau der SIS® verstehen

Schaut man sich den Bogen an, so ist er in vier Teile gegliedert:

1. Stammdaten (A),
2. Eingangsfrage (B),
3. Themenfelder (C 1),
4. Risikomatrix (C 2).

Alle vier Teile werden für die Qualitätsprüfung benötigt. Obwohl dem Fachgespräch im neuen Prüfsystem eine hohe Bedeutung beigemessen wird, geht es nicht ohne Dokumentation.

2.3.1 Teil A Stammdaten verstehen

Ob SIS® für die Kurzzeit- oder Tagespflege, ob SIS® ambulant oder stationär – in den Stammdaten steht neben dem Namen des Klienten stets der Name der Pflegekraft, die den Pflegeprozess freigibt (▶ Abb. 3).

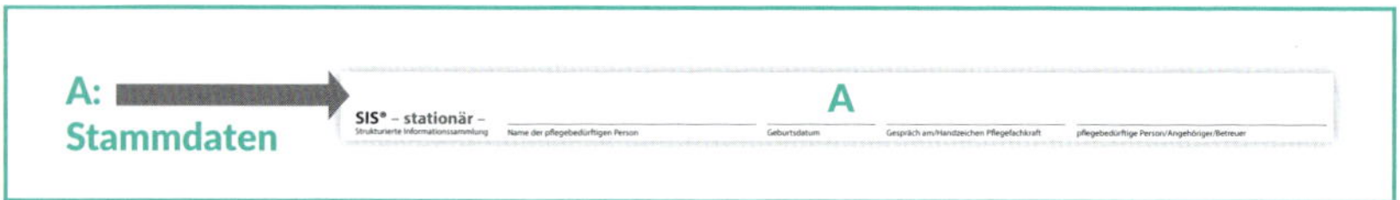

Abb. 3: Stammdaten in der SIS®.

Doch die Pflegekraft, die oben auf der SIS® angegeben wird, muss nicht jene sein, die die SIS® ausgefüllt hat! Informationen sammeln kann zunächst jeder. Ggf. macht eine Betreuungskraft die Eingangsinterviews oder die Pflegedienstleitung selbst und die Fachkräfte erledigen den Rest. Wenn möglich sollten am Ende, wenn die SIS® steht, auch der Klient oder seine Bezugsperson unterschreiben. Davon halte ich allerdings nichts, denn ältere Herrschaften unterschreiben nicht gerne was, insbesondere dort wo sie sich nicht auskennen.

Beides ist vom EinSTEP-Büro genauso vorgesehen: »*Die SIS® sollte von der pflegebedürftigen Person und/oder auch von der bevollmächtigten Person unterzeichnet werden. Hiermit kommt die beiderseitige Verbindlichkeit für den Verständigungsprozess zum Ausdruck. Die Pflegefachkraft zeichnet die SIS® immer ab und übernimmt damit die fachliche Verantwortung...«*[3] Obwohl zuvor zu lesen ist: *»Die SIS® kann nur von einer hierin geschulten Pflegefachkraft angewandt werden. Die Pflegefachkraft beherrscht den Pflegeprozess, hat kommunikative Fähigkeiten und bringt Erfahrungen in der Risikoerfassung und Beurteilung kritischer Situationen mit.«*[4]

Fazit **Nur die Fachkraft unterschreibt**

Die SIS® ausfüllen kann jeder, der es eben kann und geschult ist. Ich meine, dass jeder der am Pflegeprozess beteiligt ist, auch an der SIS® beteiligt ist. D.h. auch Betreuungskräfte schreiben z. B. im Themenfeld 5 und 6 oder Nichtfachkräfte da, wo sie beteiligt sind. Unterschreiben darf eine SIS® jedoch nur die Fachkraft, die mit ihrer Unterschrift bestätigt, dass sie den Prozess geprüft hat und diesen mit der Unterschrift auch freigibt.

2.3.2 Teil B Eingangsfrage verstehen

Das erste Interview mit dem Pflegebedürftigen/seiner Bezugsperson will geübt sein.

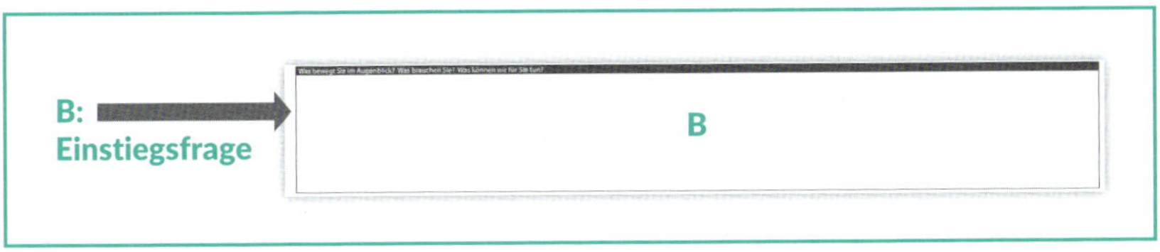

Abb. 4: Einstiegsfrage der SIS®.

---

[3] Der Bevollmächtigte der Bundesregierung für Pflege & EinSTEP (2017): Informations- und Schulungsunterlagen zur Einführung des Strukturmodells in der ambulanten, stationären und teilstationären Langzeitpflege. Version 2.0 von Oktober 2017. Berlin, S. 32

[4] Ebd., S. 27

Nicht jede Pflegefachkraft kann auch Pflege planen und nicht jede Pflegefachkraft ist für ein Gespräch mit dem Pflegebedürftigen geeignet. Klug ist, wer das weiß, und sich Unterstützung holt. Wer den Pflegebedürftigen ausfragt, erhält oft einsilbige Antworten. Wer geschlossene Fragen stellt, bekommt ein »ja« oder ein »nein« als Antwort. Insofern passt das Wort »Interview« nicht wirklich.

Richtiger wäre vielleicht »Erkundigung«: Die Pflegekraft erkundigt sich beim Klienten, was sie für ihn tun kann, was er erwartet, welche Wünsche er hat. Das ist einladend. Der Klient hat die Chance, frei zu erzählen. Wenn dann trotzdem die Informationen nicht wie gewünscht fließen, wird es Zeit, das Zepter in die Hand zu nehmen, denn für die Themenfelder benötigt die Pflegekraft wörtliche Aussagen.

Tipp

Schauen Sie den Klienten an! Sie werden mit Sicherheit Anknüpfungspunkte für ein Gespräch finden. Sprechen Sie über die Frisur, das Gangbild, Schmuck oder Kleidung. Fragen Sie nach einer Bezugsperson etc. Alles, was Sie wahrnehmen, kann helfen, um den Klienten ins Gespräch zu ziehen.

Stellen Sie wenige, ausgewählte Fragen. Lassen Sie dem Klienten Zeit, sich zu äußern. Sagen Sie etwa:

- »Sie haben die Haare aber schön frisiert.«
- »Was haben Sie für eine schöne Bluse!«
- »Ihr Schmuck ist aber schön.«
- »Sie kommen aber gut mit dem Rollator zurecht.«
- »Sie haben Ihre Kleidung geschmackvoll gewählt.«

Diese Fragen sind Türöffner. Bedenken Sie bitte, dass der Klient in einer für ihn gänzlich unbekannten Situation ist. Er weiß, dass sein bisheriges Leben vorbei ist, dass er in einer Gemeinschaft anders leben wird als in seiner eigenen Häuslichkeit. Selbst wenn Sie einen Gast in der Tagespflege aufnehmen, ist es für ihn ein neuer Lebensabschnitt, unbekannt und mitunter verwirrend.

Die **Eingangsfrage** lautet: »Was bewegt Sie im Augenblick? Was brauchen Sie? Was können wir für Sie tun?« In der Kurzzeit- sowie Tagespflege zudem: »Was bringt Sie zu uns?«

Vermeiden Sie zunächst so gut wie möglich das Abfragen. Beginnen Sie Ihre Fragen nicht mit »Warum«. Vielleicht können Sie mit dem Klienten in einen netten Dialog über »Gott und die Welt« eintreten. Dann erhalten Sie meist schon alle Angaben, um die Eingangsfrage und die Themenfelder auszufüllen.

Tipp

Die SIS® bietet Struktur und Stütze, falls Sie nicht alles auswendig wissen. Sie können die Aussagen des Klienten aber auch zunächst auf einem Zettel notieren. So lassen Sie den Klienten frei erzählen, machen sich lediglich Notizen und übertragen später das Gesagte in die entsprechenden Themenfelder.

Kann der Klient kein Gespräch führen, ist es vielleicht seine Bezugsperson, die für ihn spricht. Dann notieren Sie im Interviewfeld das, was die Bezugsperson sagt, als Originaltext und oben im Stammdatenfeld steht der Name dieser Bezugsperson. Sollten weder der Klient noch eine Bezugsperson sprechen können, bleibt das Feld leer.

2.3.3 Die Themenfelder verstehen

Teil C der SIS® besteht aus sechs Themenfeldern (▶ Abb. 5), wovon sich die ersten fünf in allen Bereichen der Anwendung (ambulant, stationär, Tagespflege und Kurzzeitpflege) nicht unterscheiden. Lediglich Themenfeld 6 differiert.

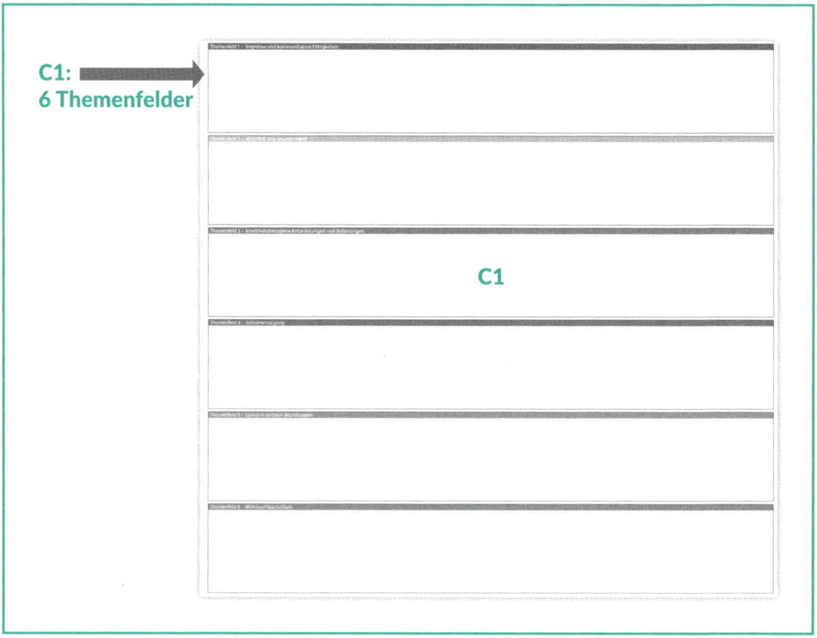

Abb. 5: Themenfelder der SIS®.

Es ist neu, dass der Klient als erster redet. Diese spannende, wirkliche neue Herangehensweise ist noch nicht alles. Es wurde zudem auf die »Aktivitäten des täglichen Lebens« (ATL), die bisherige Form aller Pflegemodelle (▶ Tab. 1), verzichtet. Statt die Modelle in Schablonen abzuarbeiten, gab es 2014 mit der SIS® pflegerelevante Kontextkategorien. Man hat also bei Ein-STEP verstanden, dass keine komplexe und umfassende Darstellung erforderlich ist, sondern lediglich eine pflegerelevante. So haben wir im Strukturmodell in der SIS® die sechs Themenfelder

1. Kognitive und kommunikative Fähigkeiten
2. Mobilität und Beweglichkeit
3. Krankheitsbezogene Anforderungen und Belastungen
4. Selbstversorgung
5. Leben in sozialen Beziehungen
6. Haushaltsführung (ambulant)/ Wohnen und Häuslichkeit (stationär)
   - Kurzzeitpflege: Wahrung der Individualität während des Aufenthaltes/Erste Einschätzung zur weiteren Versorgung nach der Kurzzeitpflege
   - Tagespflege: Erhalt/Förderung von Alltagsfähigkeiten bzw. Sicherstellung von Rückzugsbedürfnissen

Es geht allerdings nicht mehr darum, die Themenfelder wie eine Pflegeplanung auszufüllen, sondern um eine **veränderte Betrachtungsweise**.

Fazit **Der Klient zuerst**

Nicht Sie als Fachkraft schreiben auf, was Sie sehen und denken, sondern zunächst kommt der Klient zu Wort. Er soll seine Sicht auf die Dinge schildern. Er zieht sein rechtes Bein nach? Wie sieht er das? – Sie hat einen insulinpflichtigen Diabetes? Wie geht sie damit um?

In den aktuellen Schulungsunterlagen des EinSTEP Büros in Berlin[5] heißt es: »*6 Themenfelder [Perspektive pflegebedürftige Person, pflegerelevante biografische Merkmale, fachliche Einschätzung der Pflegefachkraft und Risikobewertung, Verständigungsprozess].*«

Leider finde ich in vielen Einrichtungen SIS®-Bögen, in denen die wörtliche Rede des Klienten fehlt. Stattdessen hat die Fachkraft, wie früher in der Pflegeplanung, selbst entschieden, was Problem oder Ressource ist. Sie folgte wie immer rein ihrer fachlichen Sicht und vergaß den Hauptakteur.

[5] Ebd., S. 16

Beispiel **Negativ: Rein pflegefachlich eingeschätzt**

Sobald die wörtliche Rede, die Aussage des Klienten fehlt, und die Pflegefachkraft selbst über Problem bzw. Ressource entscheidet, häufen sich die Fehler:

Themenfeld 1:
Pflegefachliche Einschätzung: Ist desorientiert in allen Bereichen; weiß nicht, wo sie ist; fragt ständig, wo sie hin muss. Trägt eine Brille, ist schwerhörig.

Themenfeld 2:
Pflegefachliche Einschätzung: Ist sturzgefährdet, vergisst ihren Rollator, kann nicht allein aufstehen, findet ihr Zimmer nicht.

Themenfeld 3:
Pflegefachliche Einschätzung: Hat einen insulinpflichten Diabetes mellitus und kann sich nicht spritzen. Weitere Diagnosen Herzinsuffizienz und Demenz.

Themenfeld 4:
Pflegefachliche Einschätzung: Benötigt Hilfe bei der Körperpflege. Findet die Toilette nicht, ist untergewichtig. Gefahr der Mangelernährung.

Themenfeld 5:
Pflegefachliche Einschätzung: Tochter kommt regelmäßig zu Besuch, kümmert sich um persönliche Belange.
Auch wenn der Klient demenziell verändert sein sollte, ist seine Sicht auf die Welt eine andere als die der Pflegekraft. Gerade dann wird es ja auch spannend. Wenn der demenziell veränderte Klient sagt: »Ich mache alles allein. Ich bin froh, dass ich noch klar bin«, weiß die Pflegekraft bereits, wie sie mit diesem Klienten umzugehen hat. Auf keinen Fall bevormundend.

Beispiel **Positiv: Wenn der Klient selbst zu Wort kommt**

Themenfeld 1:
Aussage: »Zum Glück bin ich noch klar im Kopf und weiß, was ich will. Was ich hören will, höre ich, und ich lese jeden Tag meine Zeitung.«
Pflegefachliche Einschätzung: Frau U. weiß nicht, wo sie ist; denkt, sie sei in der Kur und fragt, wenn sie etwas wissen will. Sie liest/blättert gern Zeitschriften durch und hört gut, wenn man ihr leise und deutlich ins rechte Ohr spricht.

Themenfeld 2:
Aussage: »Ich bin schon immer im Turnverein 1905. Ich habe viel gewonnen (lacht). Heute wollen die Beine nicht mehr richtig, aber ich komme hin, wo ich hinwill, wenn nicht, frag ich«. Pflegefachliche Einschätzung: Frau K. vergisst ihren Rollator, hat ohne diesen keinen Halt, geht schnell und ataktisch. Sie steht nicht allein vom Bett auf. Im Bett bewegt sie sich umfassend selbst. Kein Kontrakturenrisko, beidseits Hüft- und Knieprothesen.

Themenfeld 3:
Aussage: »Ich bin nicht krank, ich bin alt, na und? Ich hab Zucker und weiß, was ich essen darf, ich bin kein Kind.«
Pflegefachliche Einschätzung: Frau S. isst gern Süßspeisen, trinkt alles, was sie will, gern abends ein Bier, was ihr die Kinder mitbringen.

Themenfeld 4:
Aussage: »Ich mach alles allein. Zum Glück brauche ich niemanden, und dicht bin ich auch noch (lacht).«
Pflegefachliche Einschätzung: Frau Z. würde sich am Waschbecken nur unzureichend waschen, vergisst ihre Inkontinenz und auch, ihren Intimbereich abzuputzen oder zu waschen. Zieht Inkomaterial aus, wenn sie tagsüber allein zur Toilette geht. Nachts bleibt sie liegen, äußert keinen Harndrang. Wiegt zwischen 50 und 52 kg, keine Gefahr der Mangelernährung, trägt Konfektionsgröße 38, solange die Kinder sich erinnern können.

Themenfeld 5:
Aussage: »Ich habe anständige Kinder, aus allen ist was geworden. Ich geh auch wieder heim, wenn ich wieder gesund bin. Aber erst einmal erhole ich mich. Hier muss ich nichts machen, ihr kümmert euch ja um mich.«
Pflegefachliche Einschätzung: Die Tochter Berta kommt meist zweimal pro Woche zu Besuch, kümmert sich um persönliche Belange. Tochter Irma kommt meist am Wochenende, da sie beruflich sehr eingespannt ist. Sie geht mit der Mutter spazieren oder Kaffee trinken. Die beiden Söhne wohnen weiter weg, halten telefonisch Kontakt kommen unregelmäßig, aber immer zu Feierlichkeiten der Familie.
»Das ist ja viel Text«, werden einige von Ihnen denken. Stimmt. Es ist mehr Text als bei den zuvor geschilderten negativen Beispielen. Aber was ist die Alternative? Die von der Pflegekraft erkannten »Probleme« und »Ressourcen« geben kaum genügend Hinweise für die Versorgung und den Umgang mit dem Klienten.
Erkennen Sie im Negativbeispiel den Charakter des Pflegebedürftigen, seine Wünsche und Bedürfnisse? Wohl eher nicht. Gerade die wörtliche Rede, die Sichtweise und Perspektive eines Klienten geben die nötigen Einblicke, um eine gute Versorgung einzuleiten.

Wichtig **Bezug zur Qualitätsprüfung**

Gerade bei der neuen Qualitätsprüfung wird der Aspekt der Eigeneinschätzung des Klienten wichtig. Es geht darum, die Selbstbestimmung und die eigene Sicht auf die Dinge der Klienten zu schildern. Das Grundprinzip des SIS® »Perspektive des Pflegebedürftigen« wird in der Qualitätsprüfung fortgesetzt. Denn Prüfer haben künftig mehr Rücksicht darauf zu nehmen und sollen erkennen können, wo die Einwirkungsmöglichkeit (▶ Kap. 6.2.1) der Einrichtung Grenzen hat. Die liegen insbesondere beim Persönlichkeitsrecht und der Selbstbestimmung der Klienten.

Tipp

Fragen Sie sich nicht, wo Sie etwas hinschreiben sollen. Ob das Trinken von Bier nun in Themenfeld 4 oder 3 gehört, ist nicht von Bedeutung. Es geht um eine individuelle, dem Klienten zugewandte Form der Informationssammlung. Es gibt, wie früher schon in den AEDL, kein Richtig oder Falsch in der Zuordnung von Feldern.

Es gibt neben der Sicht des Klienten und der fachlichen Einschätzung der Pflege einen möglichen dritten Punkt, der in die Themenfelder einfließen muss, den Aushandlungsprozess. Sind Klient und Pflegekraft grundlegend anderer Meinung, muss der kleinste gemeinsame Nenner gefunden werden.

Beispiel **Vom Problem zum Aushandlungsprozess**

Themenfeld 3:
Aussage: »Ich esse, was ich will, ist mir egal, was du sagst, der Zucker ist mir egal.«
Pflegefachliche Einschätzung: Frau S. hat immer wieder erhöhte BZ-Werte, weil sie isst, was sie möchte, gern auch Süßspeisen.
Vereinbart wird: Süßigkeiten über den Tag verteilen, jede Stunde etwas zu naschen anbieten, mit wasserreichem Obst den Hunger auf Süßes stillen.

Themenfeld 4:
Aussage: »Ich mach alles selbst, ich komme zureicht«.
Pflegefachliche Einschätzung: Frau Z. trägt tagelang die gleiche Kleidung, wechselt auch die Unterwäsche nicht, vermutlich wäscht sie sich nicht oder nicht gründlich, denn sie hat Körpergeruch, an dem sich die Mitbewohner stören.
Vereinbart wird: Ein Mal pro Woche einen Waschtag mit Wäschewechsel durchführen. Die Schmutzwäsche wäscht Frau Z. selbst im Waschbecken aus.

Auch hier werden einige von Ihnen Widerstand bekunden. Aber was ist die Alternative? Dürfen wir der Diabetikerin die Süßigkeiten wegnehmen? Dürfen wir Klienten, die sich nicht waschen, zwangswaschen oder ihre Kleidung nachts aus dem Zimmer entwenden? Nein!

> Eine Aushandlung ist eine Alternative. Alles andere wäre eine Bevormundung und nicht zielführend. Kleine Frage an Sie: Was steht im Leitbild Ihrer Einrichtung zum Umgang mit den Klienten?

Immer wieder ist das Themenfeld 5 und seine Bearbeitung ein Diskussionspunkt. Hier geht es um das Leben in sozialen Beziehungen. Das kann der Partner sein, der Mitbewohner, der Nachbar, Freunde, aber auch die Pflege- und Betreuungskräfte oder gar ein Haustier. Ausfüllen kann dieses Themenfeld wie immer jeder, der mit dem Klienten zu tun hat. Nur die Freigabe des Pflegeprozesses erfolgt immer durch die Fachkraft (▶ Kap. 2.3.1).

In diesem Themenfeld 5 schreibt bspw. die Betreuungskraft, was der Klient gewohnt ist, was er gern tut, was ihm Freude bereitet, woran er gewöhnlich teilnehmen möchte, wer ihn besucht, wie es ihm mit dem Besuch ergeht etc.

»Im Rahmen der Pflegedokumentation werden die individuellen Leistungen der Betreuung und Aktivierung nachvollziehbar geplant und dargestellt. Das gilt auch für die Teilnahme an Gruppenangeboten. Abweichungen von diesen geplanten Maßnahmen, wie z. B. die Nichtteilnahme oder die Ablehnung des Angebotes, sowie auch positive Erkenntnisse im Zusammenhang mit diesem Betreuungsangebot sind zu dokumentieren und bei der Evaluation zu berücksichtigen.«[6]

---

[6] »Nachweispflichten im Rahmen der Pflegedokumentation für zusätzliche Leistungen der Betreuung und Aktivierung gemäß SGB XI in stationären Pflegeeinrichtungen« (Stand: Mai 2016). https://www.ein-step.de/haeufige-fragen/

Beispiel Themenfeld 5 – vs. Betreuungskraft

Die Betreuungskraft schreibt
Herr O. macht jeden Morgen in der Zeitungsrunde mit. Er singt gern, bekommt regelmäßig Besuch vom ehemaligen Nachbar.

Der Klient erzählt
»Ich war immer für alle da, mir war nichts zu viel. Ich habe mein ganzes Leben gearbeitet. Man bekommt nicht alles im Leben zurück. Aber mein Nachbar, der Norbert, der ist treu, der kümmert sich um mich, nimmt mich auch mal mit. Ich lass mir gern vorlesen, meine Augen sind nicht so gut und singen tu ich gern.«
Die Betreuungskraft notiert: Herr O. ist mit Freude dabei.

Nun haben wir es in diesem Beispiel mit einem geistig regen Herrn zu tun. Es sind aber nicht alle Menschen so fit wie Herr O., daher ein weiteres Beispiel zu einem kognitiv eingeschränkten Menschen.

Beispiel Themenfeld 5 – demenziell veränderte Bewohnerin

Die Betreuungskraft notiert
Frau G. kann sich nicht allein beschäftigen. Sie weiß nichts mit sich anzufangen. Wenn man sie aber mitnimmt, geht sie meistens mit. Wird zu allen Angeboten mitgenommen.

Frau G. erzählt
»Was soll ich machen, ich weiß nichts!«
Die Betreuungskraft notiert: Frau G. ist eher zurückhaltend, wirkt unsicher und teils auch verängstigt. Wenn man sie mit Namen anspricht, reagiert sie positiv. Sie benötigt viel persönliche Ansprache. Das gibt ihr Sicherheit. Man kann sie überallhin mitnehmen, sie fühlt sich in Gemeinschaft am wohlsten und zeigt bis jetzt keine Abneigungen gegenüber einzelnen Angeboten.

Wichtig **Bezug zur neuen Qualitätsprüfung**

Wenn ein Klient nicht für sich selbst sprechen kann, müssen die verantwortlichen Personen umso aufmerksamer sein und schauen, was diesem Klienten gut tut und seinen Bedürfnissen entspricht.

2.3.4 Die Risikomatrix verstehen

Die Risikomatrix basiert auf den bei Pflegebedürftigkeit am häufigsten vorkommenden Risikofaktoren[7]. Das bedeutet bspw., dass bei den Risiken zur Ernährung jegliche Ernährungsprobleme und Versorgung der Flüssigkeitszufuhr zählen, nicht nur – wie im Expertenstandard – eine Mangelernährung. In der stationären Pflege sowie in der Tages- und Kurzzeitpflege wird dieselbe Matrix verwendet (▸ Abb. 6).

Erste fachliche Einschätzung der für die Pflege und Betreuung relevanten Risiken und Phänomene																					Sonstiges			
	Dekubitus				Sturz				Inkontinenz				Schmerz				Ernährung							
			weitere Einschätzung notwendig				weitere Einschätzung notwendig				weitere Einschätzung notwendig				weitere Einschätzung notwendig				weitere Einschätzung notwendig				weitere Einschätzung notwendig	
	ja	nein	ja	nein	ja	nein	ja	nein	ja	nein	ja	nein	ja	nein	ja	nein	ja	nein	ja	nein	ja	nein	ja	nein
1. kognitive und kommunikative Fähigkeiten																								
2. Mobilität und Beweglichkeit																								
3. krankheitsbezogene Anforderungen und Belastungen																								
4. Selbstversorgung																								
5. Leben in sozialen Beziehungen																								

Abb. 6: Risikomatrix für die (teil-)stationäre und Kurzzeitpflege.

Die Risikomatrix der ambulanten Versorgung (▸ Abb. 7) hat den gleichen Aufbau, allerdings gibt es hier noch die Möglichkeit, das Feld »Beratung« mit anzukreuzen.

[7] Vgl. Der Bevollmächtigte… 2017, S. 46

Erste fachliche Einschätzung der für die Pflege und Betreuung relevanten Risiken und Phänomene																										Sonstiges				
	Dekubitus				Beratung	Sturz				Beratung	Inkontinenz				Beratung	Schmerz				Beratung	Ernährung				Beratung					Beratung
			weitere Einschätzung notwendig					weitere Einschätzung notwendig					weitere Einschätzung notwendig					weitere Einschätzung notwendig					weitere Einschätzung notwendig					weitere Einschätzung notwendig		
	ja	nein	ja	nein		ja	nein	ja	nein		ja	nein	ja	nein		ja	nein	ja	nein		ja	nein	ja	nein		ja	nein	ja	nein	
1. kognitive und kommunikative Fähigkeiten	☐	☐	☐	☐	☐	☐	☐	☐	☐	☐	☐	☐	☐	☐	☐	☐	☐	☐	☐	☐	☐	☐	☐	☐	☐	☐	☐	☐	☐	☐
2. Mobilität und Beweglichkeit	☐	☐	☐	☐	☐	☐	☐	☐	☐	☐	☐	☐	☐	☐	☐	☐	☐	☐	☐	☐	☐	☐	☐	☐	☐	☐	☐	☐	☐	☐
3. krankheitsbez. Anforderungen u. Belastungen	☐	☐	☐	☐	☐	☐	☐	☐	☐	☐	☐	☐	☐	☐	☐	☐	☐	☐	☐	☐	☐	☐	☐	☐	☐	☐	☐	☐	☐	☐
4. Selbstversorgung	☐	☐	☐	☐	☐	☐	☐	☐	☐	☐	☐	☐	☐	☐	☐	☐	☐	☐	☐	☐	☐	☐	☐	☐	☐	☐	☐	☐	☐	☐
5. Leben in sozialen Beziehungen	☐	☐	☐	☐	☐	☐	☐	☐	☐	☐	☐	☐	☐	☐	☐	☐	☐	☐	☐	☐	☐	☐	☐	☐	☐	☐	☐	☐	☐	☐

Abb. 7: Risikomatrix ambulant.

Die Anwendung der Matrix verlangt fachliches Know-how. Endlich können Sie Ihre Fachlichkeit und Kompetenz in der Krankenbeobachtung anwenden! Das ist wesentlich besser als das stumpfe Ausfüllen von Assessments, wie es jahrelang üblich war.

Eine Fachkraft muss die SIS® mit ihrer Unterschrift freizeichnen. Ein Grund dafür ist die Notwendigkeit, die Risiken fachlich zu bewerten. Wer sollte das besser können als eine Fachkraft? Schließlich ist sie die einzige, die in ihrer Ausbildung die Technik der Krankenbeobachtung erlernt hat.

Beim Ausfüllen der Matrix gibt es zwei Methoden:

1. Ein Risiko von oben nach unten ankreuzen. Sich also um das Risiko Dekubitus Gedanken machen und schauen, welches der fünf Themenfelder Einfluss auf das Risiko hat. Dann das Risiko Sturz anschauen und wieder alle Themenfelder gedanklich abarbeiten etc.
2. Von links nach rechts ein Themenfeld in allen Risiken abarbeiten. Also erst Themenfeld 1 nehmen und sich Gedanken darüber machen, inwieweit dieses Themenfeld auf die Risiken Dekubitus, Sturz etc. Auswirkungen haben könnte.

Es bleibt Ihnen überlassen, welche Variante Sie bevorzugen. Der Vorteil der Variante 2 ist, dass Sie nicht springen müssen. Schließlich muss jedes »ja« und jedes »nein« in der Matrix mit dem entsprechenden Themenfeld in Verbindung stehen. Das bedeutet nicht, dass Sie jedes »ja« und jedes »nein« wortwörtlich im jeweiligen Themenfeld erläutern, sondern es muss sich aus dem Wortlaut im Themenfeld inhaltlich logisch ergeben. Bedenken Sie: Jedes Kreuzchen, das Sie setzen, hat Konsequenzen (▶ Abb. 8)!

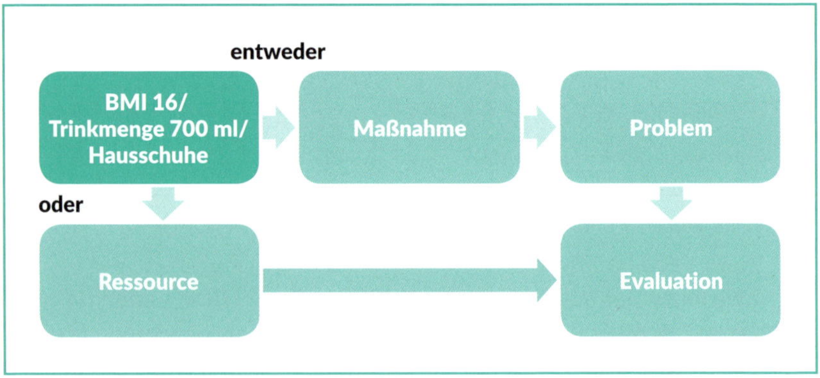

Abb. 8: Risiken erkennen.

Themenfelder und ihre Beziehung zu den Risiken

Themenfeld 1

... hat immer etwas mit Erinnern, Vergessen, Verstehen, Erkennen zu tun.

- Dekubitusrisiko:
  - Nein: »Ich weiß, dass ich mich mittags hinlegen muss, das ist auch gut für meinen Popo.« (Frau W. legt sich mittags für 1 Std. auf ihr Sofa und döst.)
  - Ja: »Ich weiß nichts mehr.« (Herr J. merkt nicht, wann es Zeit wird, die Position zu wechseln, würde sich nicht von sich aus bewegen.)
- Sturzrisiko
  - Nein: »Ich bin schon mal gestürzt, jetzt geh ich nicht mehr allein los.« (Frau T. kann die Klingel benutzen.)
  - Ja: »Ich kann allein laufen.« (Herr S. vergisst seinen Rollator und vermisst ihn auch nicht.)
- Inkontinenz
  - Nein: »Ich merke ja noch, wenn ich muss.« (Herr M. meldet sich, wenn er Hilfe benötigt.)
  - Ja: »Ich mach alles allein.« (Herr P. findet die Toilette nicht, weiß nicht, wann es Zeit wäre zu gehen.)

- Schmerz
  - Nein: »Ich nehme eine Tablette, wenn es mir nicht gut geht.« (Frau I. nimmt Ibuprofen in Eigenregie. Kann sich bemerkbar machen, wenn sie Hilfe braucht oder Schmerzen verspürt.)
  - Ja: »Babababa, weg.« (Herr H. wird unruhig und nestelt vermehrt, wenn es ihm nicht gut geht.)
- Ernährung
  - Nein: »Ich bin ja noch klar im Kopf und weiß, was ich tue« (Frau D. spürt ihre Bedürfnisse und kann sich melden.)
  - Ja: »Zum Glück habe ich alle Gedanken noch beisammen.« (Herr B. kann nicht selbst für seine Bedürfnisse sorgen, würde sich nicht bemerkbar machen, erzählt immer erst später, was los war.)

Themenfeld 2

... hat mit Bewegung und der Fähigkeit zur Bewegung zu tun.

- Dekubitusrisiko:
  - Nein: »Ich gehe jeden Mittag raus, bei Wind und Wetter. Wer rastet, der rostet.« (Frau I. bewegt sich umfassend selbst, kann Positionswechsel in Bett und Stuhl umfassend selbst durchführen.)
  - Ja: »Ich war im Turnvater-Jahn-Verein, ich hab genug Sport gemacht, jetzt ist Schluss.« (Herr S. sitzt tagsüber im Sessel, bewegt sich kaum, Gefahr des Dekubitus auf den Sitzhöckern.)
- Sturzrisiko
  - Nein: »Ich kann noch gut laufen, ich darf nicht unzufrieden sein.« (Frau Q. geht selbstständig und sicher mit ihrem Rollator, kein erhöhtes Sturzrisiko erkennbar.)
  - Ja: »Man muss sich halt durchschlagen, das Bein will nicht mehr so.« (Herr U. zieht das rechte Bein nach, bleibt damit auch an leichten Erhöhungen hängen und stolpert.)
- Inkontinenz
  - Nein: »Ich geh selbst zur Toilette, nachts muss ich auch schon mal raus.« (Frau A. ist selbstständig in der Mobilität, geht innerhalb des Hauses ohne Hilfsmittel.)
  - Ja: »Ich kann ja nichts mehr, meine Beine sind kaputt.« (Frau I. kann nicht allein zur Toilette und wenn sie sich meldet, ist es oft zu spät.)

- Schmerz
  - Nein: »Ich kann beschwerdefrei fast alles machen, das ist gut so.« (Herr Z. beklagt keine Schmerzen am Bewegungsapparat, keine Einschränkungen ersichtlich.)
  - Ja: »Gerade morgens das Aufstehen ist die Hölle. Aber ich will ja nicht auf nüchternen Magen schon Schmerzmittel nehmen.« (Frau C. hat Schmerzen, insbesondere morgens beim Aufstehen, Schmerzmittel vor dem Aufstehen lehnt sie ab.)
- Ernährung
  - Nein: »Ich mach alles allein, zum Glück brauche ich niemand.« (Frau N. hat keine körperlichen Einschränkungen, die sie auf Hilfe angewiesen sein lassen würden.)
  - Ja: Herr L. kann aufgrund von Kontrakturen beider Arme nicht selbst für sich sorgen.

Themenfeld 3

... befasst sich mit den krankheitsbezogenen Anforderung und Belastungen, natürlich in erster Linie aus Sicht des Klienten.

- Dekubitusrisiko:
  - Nein: »Ich reiße mich zusammen, jammern nutzt nichts.« (Obwohl Herr P. wegen seines Rheumas immer wieder Schmerzen hat, bewegt er sich täglich umfassend.)
  - Ja: »Ich bin krank und alt, ich muss gar nichts mehr.« (Herr X. hat diverse Tumoroperationen hinter sich, liegt sehr viel, Gefahr von Dekubitus auf allen Auflageflächen.)
- Sturzrisiko
  - Nein: »Ich geh halt langsam und setze mich hin, wenn ich nicht mehr kann.« (Frau T. hat ausgeprägte COPD, ist rasch erschöpft, teilt sich ihre Kräfte aber ein.)
  - Ja: »Ich brauch niemanden, ich bin alt genug.« (Herr V. leidet immer wieder unter Schwindelattacken, holt sich aber keine Hilfe. Ist bereits mehrfach gestürzt.)
- Inkontinenz
  - Nein: »Ich muss wegen meiner Wassertabletten oft auf Toilette.« (Frau P. ist kontinent und regelt die Ausscheidung selbst.)

  - Ja: »Nach fünf Kindern ist es mit dem Einhalten nicht so einfach.« (Frau Z. hat Gebärmuttervorfall, bemerkt Harndrang deshalb meist zu spät.)
- Schmerz
  - Nein: »Seit ich das Pflaster nehme, merke ich keine Schmerzen mehr.« (Herr B. bekommt Schmerzpflaster aufgrund seines Rückenleidens, kommt gut damit zurecht, klagt nicht über Schmerzen.)
  - Ja: »Wenn der liebe Gott mich doch holen würde, dann wär's vorbei.« (Trotz Schmerzmitteln ist Frau U. nicht immer schmerzfrei – bei bekannten Metastasen.)
- Ernährung
  - Nein: »Ich habe Zucker, ich muss darauf achten, was ich esse.« (Herr Ü. verfolgt seine BZ-Werte und isst entsprechend. Er möchte verhindern, dass die Insulinmenge gesteigert werden muss.)
  - Ja: »Ich habe Zucker, ich weiß, was ich essen soll und was besser nicht.« (Herr G. ist insulinpflichtiger Diabetiker, isst und trinkt aber alles, was ihm schmeckt. Darauf angesprochen antwortet er meist: »Man lebt nur einmal.«)

Themenfeld 4

... befasst sich mit der Grundpflege, also Ausscheidung, Körperpflege, Kleiden, Ernährung und Trinken.

- Dekubitusrisiko:
  - Nein: »Ich habe eine schöne Haut für eine 81-jährige, finden Sie nicht?« (Frau U. ist eine gepflegte Dame, die auf ihr Äußeres achtet.)
  - Ja: »Ihr mit eurer Wascherei, die Haut wird ganz dünn, wenn ihr so weitermacht.« (Herr D. würde sich nicht von selbst waschen, hat immer wieder Hautirritationen, insbesondere im Bereich des Gesäßes.)
- Sturzrisiko
  - Nein: »Ich geh nachts nicht raus, das ist mir zu gefährlich.« (Frau M. nutzt nachts den Toilettenstuhl, weil der Weg zur Toilette zu schwierig für sie ist.)
  - Ja: »Wenn ich merke, dass was kommt, muss ich rennen.« (Frau A. bemerkt Harndrang zu spät oder geht zu spät zur Toilette. Da sie meist zwei Unterhosen unter ihrer Strumpfhose trägt, verheddert sie sich schon mal und wird dann hektisch.)

- Inkontinenz
  - Nein: »Ich bin zum Glück noch gut beieinander und kann mir selbst helfen.« (Frau E. ist kontinent und in der Ausscheidung nicht auf Hilfe angewiesen.)
  - Ja: »Wenn man nicht mehr so kann, muss man geduldig sein.« (Frau Z. ist harninkontinent, bemerkt Harndrang nicht, akzeptiert Inkomaterial.)
- Schmerz
  - Nein: »Wenn ich mal aufgestanden bin, geht's mir gut.« (Herr T. hat bisweilen nachts Schmerzen, aber tagsüber ist er dadurch nicht beeinträchtigt und kann sich weitgehend selbst versorgen.)
  - Ja: »Wenn mir nicht alles wehtun würde, könnte ich auch mehr machen.« (Herr F. kann seine Köperpflege wegen seiner Schmerzen in den Armen/Schultern nicht selbstständig durchführen.)
- Ernährung
  - Nein: »Ich mache mir keine Gedanken um das Thema Essen, noch nie.« (Frau M. achtet nicht bewusst auf ihre Figur, isst und trinkt, was ihr schmeckt. War schon immer zierlich. Trinkt im Schnitt 1000 ml am Tag, hat noch nie mehr getrunken.)
  - Ja: »Mir schmeckt nichts mehr, lass mich am besten in Ruhe.« (Frau G. nimmt latent ab, isst nur kleine Portionen, möchte nicht bedrängt werden. Sie ist es nicht gewohnt, spät abends noch zu essen.)

Themenfeld 5

... behandelt die sozialen Beziehungen im Allgemeinen und im Besonderen.

- Dekubitusrisiko:
  - Nein: »Mein Hund hält mich auf Trab.« (Herr W. geht mit seinem Hund täglich spazieren. Der Hund ist sein Lebensmittelpunkt.)
  - Ja: »Der soll sitzen bleiben, sonst fällt er wieder hin oder läuft mir vor den Füßen rum, der kann doch gar nichts mehr.« (Frau O. hindert ihren Mann am Aufstehen, möchte, dass er nur im Sessel sitzt, lässt diesbezüglich nicht mit sich reden.
- Sturzrisiko
  - Nein: »Ich muss ja nichts machen, mein Mann macht alles für mich.« (Frau H. ist bei ihrem Mann in guten Händen, er nimmt ihr alle Wege ab und hilft, wo er kann.)

- Ja: »Der Teppich bleibt liegen, wie sieht das aus ohne! Nein, das will ich nicht!« (Frau Z. möchte auf den Läufer im Bad nicht verzichten, obwohl dieser eine Stolperfalle darstellt.)

- Inkontinenz
  - Nein: »Wenn ich was brauche, kommt Hermann.« (Herr E. lebt mit seinem Bruder zusammen, der sich rührend um ihn kümmert.)
  - Ja: »Ich bin halt allein.« (Frau L. lebt allein und hat keine Möglichkeit, nachts auf Toilette zu gelangen.)
- Schmerz
  - Nein: »Ich versuche, das Beste daraus zu machen und meine Kinder helfen mir auch.« (Frau L. ist immer beschäftigt, das lenkt sie ab, sie beklagt keine Schmerzen im Allgemeinen.)
  - Ja: »Wenn man niemanden hat, ist man arm dran. Was soll ich noch hier?« (Herr N. lebt allein, ist oft traurig, scheint sich aufgegeben zu haben, klagt häufig über Schmerzen in unserer Abwesenheit.)
- Ernährung
  - Nein: »Wir essen immer zusammen, das ist schön.« (Herr M. ist gern in Gesellschaft, fühlt sich am wohlsten unter anderen und isst dann mit Appetit.)
  - Ja: »Ich bin halt immer allein, es ist keiner mehr übriggeblieben.« (Frau C. fühlt sich allein, isst nicht regelmäßig. Nimmt ab.)

Wichtig **Bezug zur Qualitätsprüfung**

Sie müssen nicht nur die Risiken im Blick haben, die in der Risikomatrix stehen. Für die Qualitätsaspekte, die MDK- oder PKV-Team prüfen, müssen Sie auch weitere Risiken wie Kontraktur-, Obstipations-, Thrombose-, Pneumonierisiko etc. abbilden.

Die Risikomatrix ist eine logisch aufgebaute Darstellung der häufigsten bekannten Risikofaktoren bei Pflegebedürftigkeit. Jedes »ja« und jedes »nein« muss mit dem entsprechenden Themenfeld in Bezug stehen. Jedes »ja« muss auch eine Handlung nach sich ziehen. Ob Sie eine Prophylaxe planen oder nur beraten, hängt vom Klienten ab.

Vorgehensweise bei der Bewertung eines Problems

Gerade bei haftungsrechtlich relevanten Themen wie einem Sturz müssen Sie differenziert schauen und entsprechend dokumentieren. Und zwar alle Prozessschritte, insbesondere auch das Verhalten des Klienten. Ich empfehle, das Thema »Sturzprophylaxe« in der Maßnahmenplanung oder an anderer Stelle zu dokumentieren. Sie können natürlich die Risiken auch einzeln betrachten und frei formulieren, entsprechend der vorliegenden Risikofaktoren und nicht nach einem Modell.

Ich habe im Folgenden (▶ Abb. 9) beides versucht:

1. Die Risiken den relevanten AEDL zugeordnet
2. Anhand einer Risikocheckliste gearbeitet

Ich orientiere mich an dem Aufbau anhand der AEDL nicht aus Überzeugung, sondern weil noch viele Einrichtungen nach diesem Pflegemodell arbeiten.

Wichtig **Bezug zur neuen Qualitätsprüfung**

Lassen Sie sich nicht beirren, wenn ein Prüfer dieses oder jenes Risiko gesehen haben will. Verteidigen Sie Ihre Fachlichkeit! Sagen Sie z. B.: »Sie haben den Klienten jetzt zehn Minuten gesehen, wir kennen ihn schon fünf Monate«. Wie heißt es doch in jedem Expertenstandard: »Die Pflegefachkraft schätzt das individuelle Risiko ein.«

2

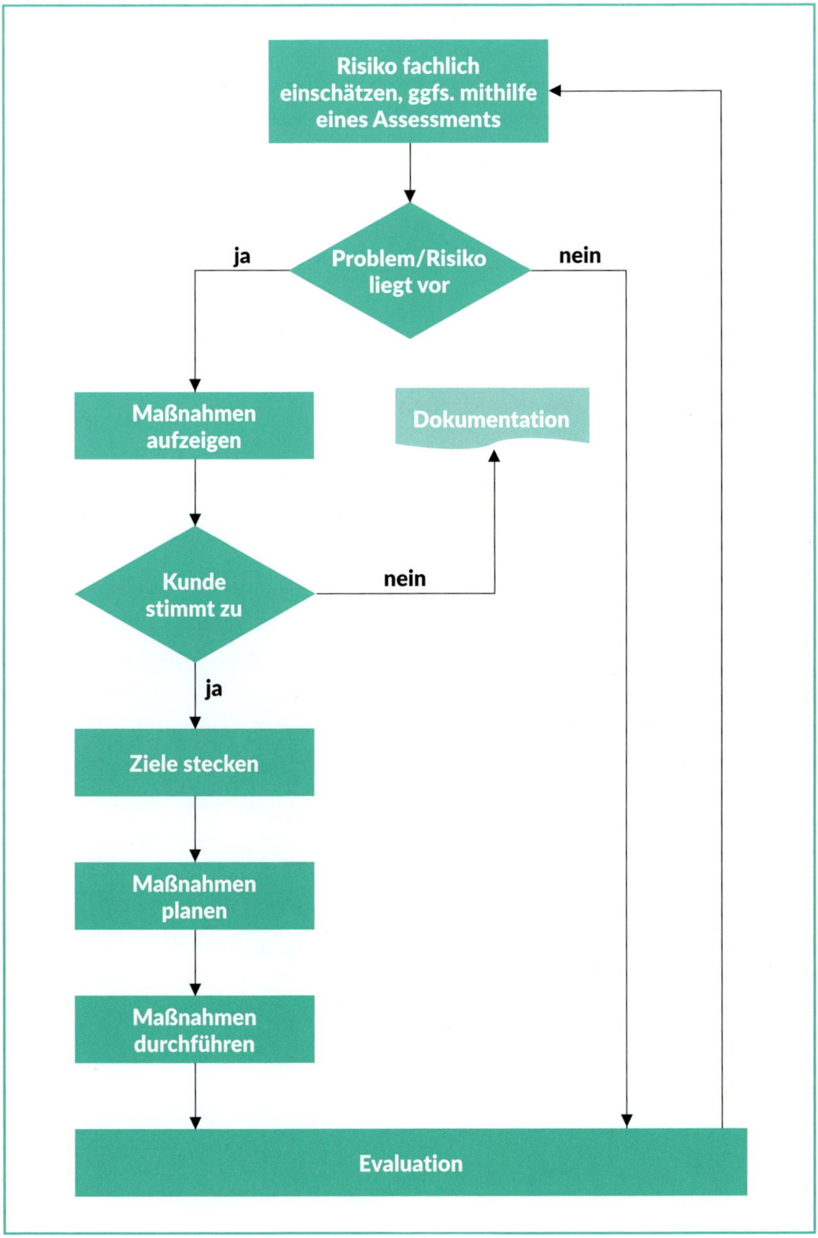

Abb. 9: Prozessschritte bei einem Ereignis.

2.3.5 Die Evaluation verstehen

Die SIS® wird zeitnah, unmittelbar nach der Aufnahme erstellt. Somit ist klar, dass sich ggf. schon sehr schnell Änderungen einstellen, wenn sich etwa ein Bewohner im Heim eingelebt hat, oder wenn ein Tagesgast nach anfänglichem Zaudern doch gern kommt oder der ambulante Klient sich doch anders gibt und verhält, als Sie anfangs dachten. In all diesen Fällen wird es Zeit für eine Evaluation.

Rund um die Evaluation gibt es so viele Märchen und Mythen wie zu allen anderen Themen der Pflegedokumentation. In den Schulungsunterlagen des EinSTEP-Büros finden Sie Klarheit. Evaluiert werden

1. SIS®
2. Maßnahmenplan
3. Berichteblatt

»Die Evaluation im Strukturmodell ist […] dynamisch und individuell ausgerichtet und korrespondiert eng mit den Informationen aus der SIS® (zu Beginn des Pflegeprozesses), dem Maßnahmenplan und dem Berichteblatt. Die in der SIS® dokumentierten Informationen können genutzt werden, um Veränderungen z. B. im Verhalten der pflegebedürftigen Person zu erkennen und mit den initiierten Maßnahmen (z. B. Kennzeichnung des Zimmers mittels Foto) sowie den Informationen im Berichteblatt (z. B. hat sich heute erneut im Wohnbereich verlaufen) in Verbindung gebracht werden.«[8]

Die Evaluation wird gewöhnlich in zwei Variationen fällig:

1. Wenn sich nur wenig verändert, reicht die Anpassung der Maßnahmenplanung. (OPTION A)
2. Wenn sich viel verändert, werden SIS® und Maßnahmenplanung angepasst. (OPTION B)

---

[8] Ebd., S. 67

»**OPTION A:** *Die Evaluation ergab, dass nur einige oder eine Maßnahme(n) anzupassen sind, der Zustand der pflegebedürftigen Person ist weitestgehend gleichgeblieben und der größte Teil der geplanten Maßnahmen kann umgesetzt werden wie bisher geplant (im Strukturmodell sogenannter kleiner »Evaluationskreis«).* **Diese Option ist eher die Regel.**

OPTION B: *Bei gravierenden Veränderungen wird eine Neuausrichtung der Pflege erforderlich (z. B. nach Krankenhausaufenthalt oder gravierenden Veränderungen im kognitiven Bereich), somit wird eine neue Situationseinschätzung einschließlich eines Gesprächs mit der pflegebedürftigen Person und ein Verständigungsprozess entlang der SIS® notwendig und daraus ableitend ein neuer (angepasster) Maßnahmenplan erstellt (im Strukturmodell sogenannter »großer« Evaluationskreis).* **Diese Option wird weniger häufig notwendig sein.**«[9]

Die Evaluation wird aber auch schon nach der Eingewöhnungsphase erforderlich: »*Um Einschätzungen zu dokumentieren, die sich zu Beginn der Pflegeübernahme oder dem Einzug häufig erst sukzessive einstellen, bedarf es einer Entscheidung des Trägers,* **welcher Zeitraum und welches Vorgehen** *hierfür gewählt wird.* **In der Praxis hat sich ein Zeitraum innerhalb von 24 Stunden bis zu einer Woche durchgesetzt.** *Im Rahmen des Eingewöhnungsprozesses der pflegebedürftigen Person (z. B. nach vier bis sechs Wochen der Versorgung im ambulanten Bereich oder des Heimeinzugs) könnte erneut das Gespräch mit der pflegebedürftigen Person gesucht werden. Anhand der bis dahin vorliegenden Informationen und ggf. wesentlichen Veränderungen zu den bisherigen Eintragungen in der SIS® könnte der Verständigungsprozess zu allen Themen in einer neuen SIS® dokumentiert werden.*«[10]

Evaluation der SIS®

Die Evaluation der SIS® wird nur erforderlich, wenn es größere Veränderungen gibt. Das kann der Fall sein, wenn ein Klient nach einem Krankenhausaufenthalt nicht mehr laufen kann; oder nun eine PEG hat, während er vorher noch oral aß; einen suprapupischen Blasendauerkatheter trägt, während er vorher noch die Toilette aufsuchen konnte, etc. Damit verändert

[9] Ebd., S. 67
[10] Ebd., S. 28

sich nicht nur die Maßnahmenplanung, es verändert sich für den Klienten möglicherweise alles in seinem Leben. Zumindest aber ändern sich bestimmte Umstände seines Lebens und damit möglicherweise auch seine Lebensqualität.

Die Anpassung der SIS® ist nur den großen Veränderungen vorbehalten, in den Schulungsunterlagen auch »großer Evaluationskreis« genannt. Keinesfalls soll ein veränderter Maßnahmenplan Anlass für eine Anpassung der SIS® sein. Ebenso wenig wird die SIS® regelmäßig neu geschrieben.

Wichtig ist, dass die SIS® die Situation des Klienten aktuell individuell darlegt. »*Entscheidend ist, dass auf der Grundlage eines fachlich begründeten Vorgehens für alle an der Pflege und Betreuung Beteiligten sowie bei Qualitätsprüfungen des MDK, der PKV oder der Heimaufsicht, die aktuelle Versorgungssituation und Situationseinschätzung zur pflegedürftigen Person sich nachvollziehbar in der Dokumentation darstellt.*«[11]

Haben Sie nun einen triftigen Anlass zur Bearbeitung der SIS®, gibt es verschiedene individuelle Vorgehensweisen. Ändert sich das Themenfeld 2 »Mobilität und Beweglichkeit«, reicht es aus, allein dieses Themenfeld anzupassen und auf die anderen nur einen prüfenden Blick zu werfen. Stimmen die Aussagen und der Blickwinkel des Klienten sowie die fachliche Sicht in den anderen Themenfeldern noch, muss nichts weiter geändert werden als Themenfeld 2 und natürlich, weil damit zusammenhängend, auch die Risikomatrix: Ist sie noch sinnvoll und aktuell?

[11] Ebd., S. 69

Sie ändern also das entsprechende Themenfeld und dokumentieren dies mit Ihrer Unterschrift. Damit bestätigen Sie auch, dass die anderen Themenfelder und die Risikomatrix noch stimmen. So sah es, zumindest bis Sommer 2017, auch das Projektbüro EinSTEP[12]: »*Mit der Unterschrift in dem veränderten Themenfeld bestätigt die Pflegefachkraft gleichzeitig, dass alle übrigen Angaben in der SIS®, die unter dem bisherigen Datum dokumentiert worden sind, unverändert bestätigt werden.*« Dieser Passus findet sich dort nun nicht mehr, gilt aber weiter.

Hat sich wirklich gravierend etwas verändert, tritt z. B. der Klient in die letzte Lebensphase ein oder hat er einen Schlaganfall mit Paresen, Sprachstörung etc. erlitten, beginnen Sie von vorn: Alle Themenfelder und die gesamte Risikomatrix müssen auf die aktuelle Situation angepasst werden. Unberührt davon bleibt das narrative Interview, die Eingangsfrage.

So sah es auch das Projektbüro[13] : »*Betreffen […] die Ergebnisse der Fallbesprechung auch wesentliche Aspekte der Themenfelder und entsprechende Einschätzungen in der Risikomatrix, wird die SIS® erneut unter Angabe des aktuellen Datums von der Pflegefachkraft ausgefüllt. Dies gilt auch für den Dialog mit der pflegebedürftigen Person (Anwendung Feld B). In der IT-gestützten Dokumentation wäre dies eine sogenannte Versionierung der SIS®, in der Papier-gestützten Dokumentation bedeutet dies die Anlage eines neuen Dokuments.*«

Evaluation der Maßnahmenplanung

Die Evaluation der Maßnahmenplanung wird der Regelfall sein (»kleiner Evaluationskreis«). Beispielsweise wird ein Klient nicht mehr gebadet, sondern geduscht. Oder eine Klientin trägt ein verändertes Inkoprodukt; jemand nutzt andere Beschäftigungsangebote als vorher etc. Hier können Sie die SIS® beibehalten, weil die Grundlage des Handelns noch immer die gleiche ist. Je nachdem wie die Maßnahmenplanung gestaltet ist, was ja jeder Einrichtung freisteht (▶ Kap. 2.3.6), ändern Sie diese an der entsprechenden Stelle.

---

[12] https://www.ein-step.de/haeufige-fragen/

[13] Ebd.

Beispiel **Der kleine Evaluationskreis**

Vorher:
07:45 Uhr: Aus dem Bett helfen, ins Bad begleiten, auf Toilette setzen und allein lassen. Sie ruft, wenn sie fertig ist. Ans Waschbecken setzen, vorderen Oberkörper weitmöglich selbst waschen lassen, Rücken fest rubbeln (mag sie gern), Deo nach Wunsch und ankleiden. *Unterkörper stehend am Waschbecken waschen*, Leisten gut abtrocknen und Unterhemd einklemmen (Intertrigoprophylaxe). Füße waschen. Achtung: Zehenzwischenräume (Diabetiker)! Hosen, Strümpfe und Hausschuhe anziehen. An den Frühstückstisch begleiten.

Nachher:
07:45 Uhr: Aus dem Bett helfen, ins Bad begleiten, auf Toilette setzen und allein lassen. Sie ruft, wenn sie fertig ist. Ans Waschbecken setzen, vorderen Oberkörper weitmöglich selbst waschen lassen, Rücken fest rubbeln (mag sie gern), Deo nach Wunsch und ankleiden. **NEU:** *Ins Bett zurück begleiten, Unterkörperwäsche im Bett*, Leisten gut abtrocknen und Unterhemd einklemmen (Intertrigoprophylaxe). Füße waschen. Achtung: Zehenzwischenräume (Diabetiker)! Hosen, Strümpfe und Hausschuhe anziehen. An den Frühstückstisch begleiten.

Wenn die Passage geändert ist, muss natürlich auch erkennbar sein, wer diese Änderung wann durchgeführt hat! Unterschrift und Datum also nicht vergessen!

2.3.6 Maßnahmenplan und Leistungsnachweise verstehen

Ist die SIS® am ersten Tag erstellt, folgt zugleich eine erste Maßnahmenplanung. Denn ohne Plan sollte niemand arbeiten müssen. Allerdings höre ich in Einrichtungen immer wieder, dass man den Mitarbeitern Zeit gibt, um einen neuen Klienten kennenzulernen und erst nach 14 Tagen einen Maßnahmenplan erstellt. Das halte ich für fragwürdig und riskant. Wie will man einem Außenstehenden erklären, dass man 14 Tage ohne Plan arbeitet? Arbeitet in dieser Zeit jede Pflegekraft so, wie sie es für richtig hält? Oder fragt jede Pflegekraft 14 Tage lang jeden Tag aufs Neue: »Wie möchten Sie…?« – Wie argumentiert man, dass man zwar in der Risikomatrix Risiken erkannt und in der SIS® auch benannt hat, aber zwei Wochen lang keine Prophylaxen eingeleitet hat? Andersherum wird ein Schuh daraus!

In der neuen Qualitätsprüfung wird deutlich, dass der dringende Versorgungsbedarf, die relevanten Risiken und Maßnahmen binnen 24 Stunden zu planen sind[14].

Nach der SIS® direkt zum Maßnahmenplan

Wenn Sie die SIS® erstellt haben, können Sie direkt die wesentlichen Dinge in den Maßnahmenplan eintragen. Dieser kann dann bei neuen Klienten von Tag zu Tag weiter gefüllt werden.

Wie ein Maßnahmenplan aussieht, ist allein Sache der Einrichtung: *»Da der Maßnahmenplan nicht als einheitliches Dokument im Strukturmodell (wie z. B. die SIS®) vorgegeben ist, sind hier das Pflege- und Qualitätsmanagement gefordert.«*[15]

Schreiben Sie also den Maßnahmenplan nach eigenem Ermessen. Er kann nach Tageszeiten geordnet sein oder völlig anders aussehen. In den Schulungsunterlagen[16] ist lediglich festgehalten, was der Maßnahmenplan auf alle Fälle beinhalten soll:

- *»Darstellung individueller Wünsche und Vorlieben, individuelle Zeiten und Rituale etc.,*

---

[14] GKV & MDS (2019): Richtlinien des GKV-Spitzenverbandes für Die Qualitätsprüfung in Pflegeeeinrichtungen nach § 114 SGB XI. Vollstationäre Pflege. (QPR vollstationär). https://www.mds-ev.de/themen-des-mds/pflegequalitaet/qualitaetspruefungen.html Prüffrage 4.1, S. 52

[15] Der Bevollmächtigte… 2017, S. 59

[16] Ebd.

- *Festlegung der regelmäßig wiederkehrenden Maßnahmen der körperbezogenen Pflegemaßnahmen und der pflegerischen Betreuungsmaßnahmen und ggf. auch der Hauswirtschaft,*
- *Maßnahmen des Risikomanagements oder zeitlich befristete Beobachtungen,*
- *Informationen zu zusätzlichen individuellen Maßnahmen der Betreuung und Aktivierung,*
- *Ärztlich verordnete/angeordnete Maßnahmen der Behandlungspflege*
- *Hinweise zur Pflegeorganisation oder vereinbarte individuelle Unterstützung für spezielle Situationen«*

Und es gibt eine Liste in den Schulungsunterlagen[17], was an Daten auf dem Maßnahmenplan enthalten sein muss (erforderlich) oder enthalten sein kann (optional) (▶ Tab. 2).

Tab. 2: Inhalte eines Maßnahmenplans

Erforderlich	Optional
Name der pflegebedürftigen Person	Weitere einrichtungsinterne Identifizierungsmerkmale
Geburtsdatum der pflegebedürftigen Person	Grundbotschaft der pflegebedürftigen Person
Datum der Erstellung	Spalte für Hilfsmittel
Handzeichen der Pflegefachkraft	Spalte für Verfahrensanleitung (Standard/Leitlinie)
Spalte Zeitangabe (Zeitraum/Zeitpunkt)	Spalte für Nummer des Themenfeldes
Spalte Maßnahmen	Spalte Leistungskomplex (ambulant)
Spalte Evaluationsdaten	Spalte für Evaluationstext
Hinweis zur Behandlungspflege (integriert in die Tagesstruktur oder separat)	
Blattnummerierung fortlaufend	

[17] Ebd., S. 63

Tabelle 3 (▶ Tab. 3) zeigt einen beispielhaften Maßnahmenplan.

Tab. 3: Beispielhafte Maßnahmenplanung

Name:	Geb. Dat:	Datum:	Fachkraft:	Blatt Nr:
Grundbotschaft:				
Zeiten ca.	Maßnahme		Evaluation	

Die Grundbotschaft

Die Grundbotschaft hat nichts mit den Maßnahmen an sich zu tun, sondern mit dem Klienten. *»Die Grundbotschaft ist eine knappe Zusammenfassung wesentlicher Aussagen zur Selbstbestimmung und zu besonderen Eigenschaften der pflegebedürftigen Person. […] Als Grundbotschaft ist jedoch nicht zu verstehen, den Pflegenden an dieser Stelle Hinweise zur direkten Pflege oder Betreuung oder zu speziellen Maßnahmen bei der pflegebedürftigen Person zu geben.«*[18]

Beispiel Grundbotschaften

Frau L. ist eine eher zurückhaltende Person, würde von sich aus nichts verlangen, ist sehr bescheiden und ihr scheint alles recht zu sein.

Herr S. ist ein sehr selbstbestimmter Herr, der nicht bedrängt werden möchte. Versteht er etwas nicht, oder fühlt er sich überfahren, wird er schnell ungehalten.

Herr G. läuft meist suchend umher, spricht sehr wenig, nutzt aber seinen gesamten Bewegungsradius und öffnet alle Türen. So verirrt er sich auch mal außer Haus.

[18] Ebd., S. 64

Frau O. ist bestimmend, möchte immer alles genauso, wie sie es vorgibt, schätzt keine Veränderungen, insbesondere neue Kollegen haben es schwer, weil diese in ihren Augen keine Ahnung haben. Also Maßnahmenplan dringend 1:1 einhalten!

Frau I. schaut oft skeptisch, das ist aber ihrer Unsicherheit geschuldet. So wirkt sie erstmal abweisend, wenn man etwas von ihr will. Man muss ihr leicht verständliche Fragen stellen und – wenn möglich – alles zeigen. Wenn sie verstanden hat, ist sie meist sehr dankbar und zugewandt.

Der Maßnahmenplan ist also eine Art **Versorgungsrezept** für den Klienten, das einfach jedem in der Pflege und Betreuung Tätigen in die Hand gegeben werden kann. So kann jeder den Menschen so versorgen, wie dieser es gewohnt ist. Dazu gehört natürlich die Grundbotschaft zum Klienten und dass die Maßnahmen handlungsleitend formuliert sind. Es kann nicht genügen, nur »Waschen am Waschbecken« zu schreiben! Es müssen die Wünsche und Bedürfnisse wie auch Besonderheiten beschrieben werden, die im Umgang mit dem Klienten wichtig sind. Der Maßnahmenplan enthält alles, was für den Klienten in der Pflege und Betreuung getan werden kann.

Wichtig **Handeln Sie so, wie Sie es aufgeschrieben haben**

Alles, was im Maßnahmenplan steht, wird nicht mehr separat abgezeichnet. Wenn im Pflegebericht nichts weiter erwähnt wird, ist der Maßnahmenplan so durchgeführt worden, wie er aufgeschrieben wurde.

Daher ist es wichtig, einen etwas ausführlicheren Maßnahmenplan zu erstellen, der kaum Interpretationsspielraum lässt. Andererseits soll der Maßnahmenplan auch keine detailverliebte Aufstellung sein, damit Sie nicht jedes Extra gleich als Abweichung dokumentieren müssen. Die Balance finden Sie mit der Zeit selbst heraus.

Es muss also weder für die Grundpflege noch für die Betreuung einzelne Leistungsnachweise geben (Ausnahme: die Abrechnung im ambulanten Sektor). Auch Lagerungs-, Trink- und Ernährungsprotokolle sind in vielen Fällen nicht notwendig. Wenn überhaupt, dann für kurze Zeit, um z. B. Informationen über Nahrung oder Flüssigkeit zu sammeln. Auch die Betreuungsleistungen müssen nicht dokumentiert werden. Es reicht die Maßnahmenplanung.

Beispiel **Maßnahmenplan »Betreuung«**

Frau M. morgens in die Zeitungsrunde bringen. Sie sitzt gern mit Abstand am Rande dabei. Dienstags nimmt Frau M. gern am Gottesdienst teil. Sie hat auch gern Besuch vom Hundebesuchsdienst am Freitag.

Wenn die Maßnahmenplanung so aussieht und auch so durchgeführt wird, steht nichts im Bericht und es bedarf auch keines Leistungsnachweises. Verlassen Sie sich hier auf die Aussage von EinSTEP: *»Im Rahmen der Pflegedokumentation werden die individuellen Leistungen der Betreuung und Aktivierung nachvollziehbar geplant und dargestellt. Das gilt auch für die Teilnahme an Gruppenangeboten. Abweichungen von diesen geplanten Maßnahmen, wie z. B. die Nichtteilnahme oder die Ablehnung des Angebotes, sowie auch positive Erkenntnisse im Zusammenhang mit diesem Betreuungsangebot sind zu dokumentieren und bei der Evaluation zu berücksichtigen.*

Routinemäßige Durchführungsnachweise für diese Leistungen der zusätzlichen Betreuung und Aktivierung sind aus pflegefachlicher und aus juristischer Sicht nicht erforderlich. Den Vertragspartnern nach § 85 Abs. 8 SGB XI wird dringend empfohlen, dies durch eine entsprechende Formulierung bei nächster Gelegenheit klarzustellen.

Soweit Sozialleistungsträger oder Heimaufsichtsbehörden Anlass haben, den Personaleinsatz zu prüfen, kann dies nicht zu weitergehenden Anforderungen an die individuellen Pflegedokumentationen führen. Denn diese sind ein Instrument für die Pflegequalität und nicht für übergreifende Kontrollbedürfnisse. Für letztere stehen ggf. andere Erkenntnisquellen zur Verfügung.«[19]

Der Pflegebericht ist nicht für die Darlegung von Leistungen vorgesehen. Leistungsnachweise für Grundpflege oder Betreuung sind in stationären und teilstationären Einrichtungen nicht erforderlich. Es gilt der Grundsatz: geplant = durchgeführt. Alles andere findet sich als Abweichung im Bericht.

Gleiches gilt auch die Protokolle für Nahrungsaufnahme, Getränke oder Biografiebögen. Diese sind nicht zur Dauernutzung oder flächendeckenden Nutzung vorgesehen: *»Die Prinzipien des Element 4 im Strukturmodell bedeuten* **die Abkehr** *von den in der Praxis immer noch weit verbreiteten* **schematischen Routinen** *im Umgang mit Differenzialassessments, Skalen, Trink- und Essprotokollen etc.,* **zugunsten eines individuell und anlassbezogenem Vorgehens.«**[20]

Auf der Homepage des EinSTEP-Büros[21] heißt es: *»Im Rahmen des juristischen Diskurses zur Pflegedokumentation wurde grundsätzlich festgestellt, dass es für die »immer wiederkehrenden Maßnahmen der Grundpflege« in der Pflegedokumentation keiner täglichen Abzeichnungen bedarf. Voraussetzung ist eine vorliegende Maßnahmenplanung, in der die individuellen Leistungen der Grundpflege einmal beschrieben sind und sich aus der Strukturierten Informationssammlung (SIS®) ableiten lassen (»Immer-so-Beweis«) sowie entsprechende Verfahrensanleitungen innerbetrieblich vorliegen.«*

Was die Trink- und Ernährungsprotokolle betrifft, so nutzen Sie diese bitte nur noch in begründeten Einzelfällen über eine kurze Zeit, um Informationen darüber zu erhalten, was getrunken und gegessen wurde. Die Proto-

---

19 »Nachweispflichten im Rahmen der Pflegedokumentation für zusätzliche Leistungen... https://www.ein-step.de/haeufige-fragen/

20 Der Bevollmächtigte... 2017, S. 23

21 »Warum müssen weiterhin Einzelleistungsnachweise..., https://www.ein-step.de/haeufige-fragen/

kolle sollten keinesfalls dazu genutzt werden nachzuweisen, was gegessen und getrunken wurde. »**Ein solches Vorgehen beansprucht kostbare Zeit der Pflegenden, wirkt demotivierend und ist fachlich nicht zu begründen.** *Routinen leisten somit keinen adäquaten Beitrag zur einrichtungsinternen Qualitätssicherung in der Pflege. Es besteht das dringende Erfordernis, diese Vorgehensweise zu korrigieren.*«[22]

»Durchführungsnachweise werden nach wie vor benötigt für:

- *Ärztliche An-/Verordnungen der Behandlungspflege,*
- *Zusätzliche Betreuungsleistungen gem. § 45b SGB XI (Entlastungsbetrag) zur Abrechnungsgrundlage mit den Pflegekassen,*
- *Abzeichnung von Positionswechseln im Bewegungs- und Lagerungsprotokoll bei vorliegendem Dekubitusrisiko.*

In der **ambulanten Pflege** *bedarf es weiterhin der Durchführungsnachweise aller erbrachten Maßnahmen zu Abrechnungszwecken...«*[23]

Es gibt neben den hier erwähnten Nachweisen also keine Pflicht für weitere Nachweise. Protokolle jeglicher Art sollten daher nicht als Nachweis und schon gar nicht auf Dauer geführt werden.

Gerade in der stationären Pflege/Tagespflege gibt es institutionelle Bedingungen, was die Zeiten der Nahrungs- und Flüssigkeitsversorgung angeht. Wenn aber bei einem Klienten in der SIS® die Gewohnheiten zur Ernährung sowie mögliche Risiken benannt sind und in der Maßnahmenplanung die entsprechenden Maßnahmen hinterlegt wurden, bedarf es keines Protokolls.

---

[22] Der Bevollmächtigte... 2017, S. 23
[23] Ebd., S. 72

Beispiel **Ernährung- und Flüssigkeitsversorgung in der Maßnahmenplanung**

Themenfeld 4 in der SIS®
Aussage: »Ich will endlich meine Ruhe haben.«
Pflegefachliche Einschätzung: Herr P. hat wenig Lust zu essen, isst nicht von sich aus und wird ungehalten, wenn man ihn bedrängt. Er ist ein zierlicher Mann, war aber wohl nie kräftig, wie die Tochter schildert. Er trinkt gewöhnlich nur zum Essen, außerhalb der Speiseversorgung greift er auch nach Aufforderung nicht zu.

Maßnahmenplanung
Zum Frühstück 1 Scheibe Brot mit Marmelade, 1 Joghurt, 2 Tassen Kaffee, mit ganz wenig Milch und 1 TL Zucker direkt nebeneinander, sonst trinkt er nur eine. Nachgießen mag er nicht.
Zwischenmahlzeit: Obst und Saft bereitstellen (nimmt er nur selten an)
Mittagessen: Herr P. isst lieber deftig als süß, aber nur kleine Portionen. 2 Gläser Wasser und Saft dazustellen.
Nachmittagskaffee: Stückchen Kuchen und 2 Tassen Kaffee (siehe Frühstück).

Bei einem Klienten, der so gleichförmig in seinem Ess- und Trinkverhalten ist, benötigen Sie kein Protokoll. Ein Protokoll ist aber z. B. sinnvoll, wenn Sie feststellen, dass ein Klient abnimmt, obwohl sich an seiner Versorgung nichts verändert hat. Dann sollten Sie gezielt schauen, was dem Klienten im Detail zugeführt wird. Erst dann wird klar, ob der Gewichtsverlust an der Nahrungsaufnahme liegt oder nicht. Anschließend wird das Protokoll beendet und stattdessen der Maßnahmenplan und ggf. die SIS® angepasst.

Bei einer Neuaufnahme können Sie durchaus einige Tage lang ein Protokoll führen, damit Sie erkennen können, wie sich die Nahrungs- und Flüssigkeitsaufnahme gestaltet. Außerdem lässt so ein Protokoll schnell erkennen, was der Klient gut (oder weniger gut) annimmt. Insbesondere bei Menschen mit Demenz ist es wichtig zu wissen, was ihnen schmeckt und was nicht.

Leider gilt dieses Vorgehen noch immer nicht für die Bewegungsprotokolle. Da ist das EinSTEP-Büro inkonsequent, ebenso bei der Behandlungspflege. EinSTEP meint, wenn im Maßnahmenplan steht, der Klient werde gewaschen, bekomme Intertrigo-, Kontraktur-, Sturzprophylaxe usw., benötigt man dafür keinen Leistungsnachweis, weil der »Immer-so-Beweis« gilt.

Aber dass man dem Klienten wie geplant nach der Nahrungsaufnahme einen Positionswechsel zukommen lässt, dass man ihm zum Essen die verordnete Medizin verabreicht – das muss separat quittiert werden! Das Projektbüro führt als Begründung juristische Bedenken an und verweist auf ein mittlerweile über 30 Jahre altes Urteil: *»Aufgrund eines rechtskräftigen Urteils (BGH, Urt. v. 18.3.1986, Az. VI ZR 215/84, und v. 2.6.1987, Az. VI 74/86) zur Dekubitusprophylaxe kann dennoch derzeit keine andere Empfehlung aus juristischer Sicht gegeben werden.«*[24]
Dieser Verweis des Projektbüros beweist für mich wieder einmal, dass die angstgetriebene Dokumentation in Deutschland noch immer nicht zu Ende ist. Wenn man eine Sturzprophylaxe durchführt und diese nicht abzeichnet (weil ja geplant), fragt niemand weiter nach. Doch genau dieser Glaube fehlt, wenn es um einen Dekubitus geht? Wo ist da die Logik? Ich bleibe bei meiner Kritik: Sich hinter einem 30 Jahre zurückliegenden Urteil zu verstecken (aus einer Zeit, als die Dokumentationspflicht erst begann) ist eines Projektbüros der Bundesregierung nicht würdig.

Wichtig **Bezug zur neuen Qualitätsprüfung**

Die Dokumentation, hier insbesondere die SIS® und der Maßnahmenplan sind wichtig für die Qualitätsprüfung. Es geht in den neuen Prüfungen stets um Individualität und Bedürfnisbefriedigung des Klienten. Diese stehen in der SiS®. Und es geht darum, welche Maßnahmen die Einrichtung eingeleitet hat, erkennbar am Maßnahmenplan. Ein fehlender oder veralteter Maßnahmenplan führt sofort zur negativen Bewertung.

[24] »Warum müssen weiterhin Einzelleistungsnachweise..., https://www.ein-step.de/haeufige-fragen/

2.4 Den Pflegebericht verstehen

Der Pflegebericht ist oftmals ein Sammelsurium für alles und nichts. Dort werden aktuelle Informationen und Probleme gesammelt (Rötungen, Schmerzen, Wohlbefinden der Klienten), aber auch Leistungen nachgewiesen (Verbandwechsel durchgeführt, geduscht, Bett bezogen). Weiterhin werden nicht-pflegerelevante Beobachtungen eingepflegt (Hinweise auf den vernachlässigten Haushalt, den Hund, der auf das Sofa uriniert hat, oder die Tochter, die wieder nur zum Geldabholen kommt).

Da es keine klaren Vorschriften über die Inhalte eines Pflegeberichts gibt, können Sie auch nirgends nachlesen, wie oft nun im Bericht zu dokumentieren ist. Einmal am Tag, einmal pro Pflegeeinsatz oder einmal pro Woche? Ich persönlich halte Vorgaben bezüglich der Häufigkeit für unsinnig. Dann denken ggf. einige Mitarbeiter nicht mehr prozesshaft und fangen unter Druck an, Floskeln einzutragen. Wer mit dem Druck, etwas eintragen zu müssen, an den Bericht herangeht, schreibt irgendetwas. Das ergibt unnötige und manchmal auch unsinnige Einträge.

Beispiel **Typische Floskeln als Ausdruck von Hilflosigkeit**

- Verbandwechsel nach Plan.
- War beim Gottesdienst.
- Hat beim Bingo mitgespielt.
- Hatte heute Mittag Besuch.
- War beim Friseur.
- Fußpflege war da.
- Arzt war zur Visite, keine Änderung.
- Krankengymnast war da.
- Hat heute Geburtstag.

Diese Einträge sind unnötig und nichtssagend. Da ist es besser, nichts zu schreiben. Andererseits ist es auch bemerkenswert, wenn man vier Wochen lang so rein gar nichts zu einem Klienten, den man ggf. täglich in seiner Obhut hat, zu berichten weiß.

Wichtig

Es gab nie eine Pflicht, regelmäßig zu dokumentieren

Wer behauptet, ein Teil des Erfolgs der Entbürokratisierung läge auch darin, Berichte nur noch dann zu schreiben, wenn etwas vorgefallen sei, unterliegt einem Irrtum. Es gab noch nie die Pflicht, wöchentlich, täglich etc. im Bericht zu dokumentieren. Man musste von jeher im Bericht nur dann dokumentieren, wenn es etwas zu berichten gab. Wenn es nichts zu berichten gab, musste auch nichts geschrieben werden. Das Strukturmodell änderte somit überhaupt nichts an der Berichtsführung.

In einen sinnvollen Pflegebericht gehörte schon immer nur die aktuelle Abweichung von der Planung und unvorhergesehene, also nicht geplante Maßnahmen und Ereignisse, akute Veränderungen und Krisen, die ggf. auch medizinische Intervention benötigen. Mehr musste noch nie dokumentiert werden.

Dass man allerdings vier Wochen lang keine Veränderung, keine Abweichung, kein verändertes Befinden bei einem Klienten beobachtet, ist sicher die Ausnahme. Es kann nicht die Regel sein, denn wir haben es mit Menschen zu tun, nicht mit funktionierenden Maschinen.

Wie das Berichteblatt aussieht, ist im Strukturmodell nicht benannt. Es ist aber klar hervorgehoben, dass es bei der Aufzeichnung von Abweichungen aus der Maßnahmenplanung nicht nur um negative Abweichungen geht, sondern auch um positive. »*In der grundpflegerischen Versorgung mit ihren beschriebenen, routinemäßigen und wiederkehrenden Abläufen der Pflege und Betreuung konzentrieren sich künftig die Aufzeichnungen im Berichteblatt ausschließlich auf das Dokumentieren von Abweichungen und tagesaktuellen Ereignissen,* **wobei Abweichungen sowohl positiver als auch negativer Art Berücksichtigung finden.** *[…] Ziel ist es, im Berichteblatt sämtliche tagesaktuellen Informationen zur Situation der pflegebedürftigen Person, zu Änderungen in der aktuellen Versorgung oder notwendigen Beobachtungen sowie akuten Er-*

eignissen in einem Dokument, nachvollziehbar allen Beteiligten zur Verfügung zu stellen.«[25]

Fazit **Nur bei Abweichungen dokumentieren**

Ein leeres Berichteblatt bestätigt klar den vorliegenden Maßnahmenplan und dokumentiert, dass alles genau so stattgefunden hat, wie es geplant wurde. Ein wochenlang leeres Berichteblatt würde aber bedeuten, dass der Klient ohne Veränderung in seinem Wesen und seiner Hilfsbedürftigkeit war, in der er durch Pflege- und Betreuung Unterstützung erhält.

2.5 Das Strukturmodell ist keine Musterdokumentation

Abschließend sei erwähnt, dass das Strukturmodell keine Dokumentation ist und dass es auch keine abschließende Ausführung sein kann. Denn das Strukturmodell nimmt nur Bezug auf vier Elemente des Pflegeprozesses. Zu Vitalzeichen, Wunddokumentation etc. finden sich dort keine Aussagen. Selbst der Maßnahmenplan und der Pflegebericht werden nicht als Formvordruck vorgegeben. Elisabeth Beikirch, die ehemalige Ombudsfrau zur Entbürokratisierung der Pflege, sagte in einem Interview: *»Wir wollten keine Musterdokumentation, sondern eine Empfehlung für eine Grundstruktur der Pflegedokumentation vorlegen... Die Träger können selbst entscheiden, ob sie das Dokumentationssystem an die eigenen Bedürfnisse anpassen. Wir geben nur den Rahmen vor, allerdings mit strengen Spielregeln, damit die Effekte auch einsetzen.«* [26]

[25] Der Bevollmächtigte... 2017, S. 71

[26] Vgl. CareKonkret, 43/23. Oktober 2015. Vincentz Network, Hannover.

Info

Sie entscheiden über die Nutzung des Strukturmodells! Weder in der Berufsordnung der Alten- und Krankenpflege noch in den Sozialgesetzbüchern werden Pflegemodelle, Dokumentationsmodelle oder Vorgehensweisen zur Dokumentation geregelt. Auch deshalb wird das Strukturmodell nicht zur Pflicht werden. Wie Sie es in Ihr bestehendes Qualitätsmanagement einbinden, ist ebenfalls Ihnen überlassen. Ob und, wenn ja, weitere Vordrucke Ihrerseits geschaffen werden, obliegt Ihrer Einrichtung.

Sollten Prüfgremien wie MDK, PKV oder Heimaufsicht mehr wollen, sollten diese Ihnen zeigen, wo genau diese Anforderungen zum Strukturmodell denn stehen.

3 Das Begutachtungsinstrument (BI) – Aufbau und Logik

Das Begutachtungsinstrument (BI), erstmals ab 1. Januar 2017 angewendet, hat nach dem Strukturmodell das zweite große Umdenken in der Pflege nach sich gezogen.

Das BI wurde in der Anfangsphase 2015 auch NBA (Neues Begutachtungsassessment) genannt, später – ab 2016 – auch NBI (Neues Begutachtungsinstrument)[27]. Heute spricht man nur noch vom Begutachtungsinstrument, BI[28].

Das BI hat dafür gesorgt, dass der Begriff der Pflegebedürftigkeit gänzlich neu angewendet wird. Schauten wir im alten System (gültig 1995 bis 2016) immer mit unseren fachlichen Augen auf den Pflegebedürftigen, so ist die neue Herangehensweise eine alleinige Betrachtung aus seiner Sicht. Es ist also jetzt völlig unerheblich, wer dem Pflegebedürftigen hilft, ob überhaupt jemand hilft, welche Leistungen benötigt oder abgerufen werden. Wenn der

[27] MDS (2019a): Das Neue Begutachtungsinstrument der sozialen Pflegeversicherung. Die Selbstständigkeit als Maß der Pflegebedürftigkeit. https://www.mds-ev.de/themen-des-mds/pflegebeduerftigkeit-und-pflegebegutachtung/das-begutachtungsinstrument.html

[28] MDS & GKV (2019b): Richtlinien des GKV-Spitzenverbandes zur Feststellung der Pflegebedürftigkeit nach dem XI. Buch des Sozialgesetzbuches (Begutachtungs-Richtlinien – BRi) https://www.mds-ev.de/themen-des-mds/pflegebeduerftigkeit-und-pflegebegutachtung/das-begutachtungsinstrument.html

Pflegebedürftige Hilfe benötigt, ist es unerheblich, wie umfangreich und zeitaufwändig diese erfolgt. Die Berechnung erfolgt allein aus der Frage heraus, wie sehr er in seiner Fähigkeit oder Selbstständigkeit eingeschränkt ist. Erst das ergibt die Punkte, die für einen Pflegegrad ausschlaggebend sind.

- Kann ein behinderter Mensch den Transfer aus dem Bett selbstständig durchführen, wenn auch mit Unterstützung von Hilfsmitteln, ist er selbstständig und erhält 0 Punkte.
- Kommt ein Klient nicht allein aus dem Bett, ist er unselbständig und erhält 3 Punkte. Auch wenn er die Hilfe von zwei Pflegekräften benötigt und ggf. noch ein Lifter als Hilfsmittel eingesetzt werden muss.
- Wenn jemand bettlägerig ist und gar nicht aus dem Bett transferiert wird, ist er unselbstständig und erhält ebenfalls 3 Punkte.

Fazit **Die Selbstständigkeit ist das Maß der Dinge**

Es wird also nicht die Einschränkung oder die Behinderung an sich bewertet, sondern allein die Einschränkung der Selbstständigkeit, die sich durch eine gesundheitliche Beeinträchtigung ergibt.

Ein weiteres Beispiel ist der Toilettengang, im BI »Benutzung einer Toilette« genannt:

- Wenn ein demenziell veränderter Mensch bei der Suche nach einer Toilette an ungewöhnliche Orte uriniert (Blumentopf, Fahrstuhl, Mülleimer etc.) und man ihm mehrfach am Tag sagen muss, wo die Toilette ist, erhält er die wenigsten Punkte. Er braucht eben nur eine punktuelle Anleitung und kann das meiste noch selbstständig erledigen. (Die Fehlhandlung wird nicht an dieser Stelle bewertet, sondern teilweise im Modul 3 berücksichtigt.)
- Ist ein Klient bettlägerig und kann die Toilette nicht selbstständig aufsuchen, so erhält er den Höchstpunktwert (3 Punkte), weil er unselbstständig ist. Es ist allerdings unerheblich, ob er zudem einen Katheter hat. Es bleibt beim Höchstwert der Punkte, obwohl dieser Klient nicht wirklich Arbeit macht.

Diese beiden Beispiele sollen die Herangehensweise in diesem System verdeutlichen. Aus Sicht des Pflegebedürftigen ist die Punktvergabe möglicherweise »gerecht«. Aus Sicht der Pflege wird aber offenbar, dass der Aufwand nicht annähernd abgebildet wird.

Fazit **Maßgeblich ist allein die Fähigkeit des Pflegebedürftigen**

*»Es ist unerheblich, welche Hilfeleistungen tatsächlich erbracht werden. Die Beurteilung der Selbständigkeit erfolgt auch dann, wenn die Person die betreffende Handlung bzw. Aktivität in ihrem Lebensalltag nicht (mehr) durchführt. So ist beispielsweise die Selbständigkeit beim Treppensteigen auch dann zu beurteilen, wenn die Wohnung im Erdgeschoss liegt und in der Wohnung gar keine Treppen vorhanden sind. Für die Beurteilung der Selbständigkeit ist unerheblich, welche personelle Unterstützung die Person bei einer Handlung bzw. Aktivität tatsächlich erhält.«**

* BRi, S. 36.

Neben der veränderten Herangehensweise ist natürlich die richtige Anwendung der Module wesentlich.

3.1 Das BI – so wichtig wie nie zuvor

Bislang brauchen Sie das Begutachtungsinstrument lediglich für die Einstufung. Ungenauigkeiten in der Bewertung, etwa 2 statt 3 Punkte, sind dabei oft unerheblich. Die Punkte in den Modulen werden gewichtet und ergeben den Pflegegrad. So kann ein demenziell erkrankter Mensch 75 Punkte erreicht haben, die mit 62,5 Punkten gewichtet werden. Das BI ist für die Einstufung recht weitläufig nutzbar und führt dennoch zum hoffentlich richtigen Pflegegrad.

Für die Qualitätsindikatoren (▶ Kap. 5.1.2), also die interne Ermittlung der Qualität, ist ein sehr viel feingerastertes Betrachten unabdingbar. Hier kann bereits ein Punkt mehr oder weniger darüber entscheiden, in welcher Risikogruppe ein Bewohner eingruppiert wird. Ein einziger Punkt kann auch darüber entscheiden, ob Mobilität, Selbstversorgung und Alltagsgestaltung beim Klienten positiv entwickelt und gefördert wurden. Und somit nimmt u.U. ein Punkt Einfluss auf das Ergebnis des QI.

Aus meiner Sicht sind die Pflegekräfte noch nicht flächendeckend mit den Inhalten des Begutachtungsinstruments (BI) und den Begutachtungs-Richtlinien (BRi) vertraut. Oft werden in den Modulen nur die Überschriften angeschaut und der Punktwert eher aus dem Bauch heraus eingegeben. Aber dieser (für die Einstufung irrelevante) Fehler schlägt sich bei den Qualitätsindikatoren (QI) negativ nieder.

Beispiel **BRi und Qualitätsindikatoren**

Eine pflegebedürftige, aber kognitiv klare Bewohnerin klingelt mehrfach in der Nacht, weil sie dies oder jenes möchte oder erfragt. Wie selbstständig ist diese Dame bei Modul 6 »Ruhen und Schlafen«?
Sie ist unselbstständig! Wenn Pflegekräfte nur die Überschrift »Ruhen und Schlafen« betrachten, kommen sie vermutlich zu einem anderen Ergebnis. Doch die BRi sagen klar, wer mindestens dreimal in der Nacht Unterstützungsbedarf hat (egal weswegen), ist automatisch unselbstständig. Wie etwa auch Personen, die gelagert oder bei denen Inkontinenzmaterialien gewechselt werden.

Ein Pflegebedürftiger sitzt in einem für ihn angepassten Therapierollstuhl. Ohne diesen Therapiestuhl könnte er nicht frei sitzen, würde umkippen. Wie viele Punkte erhält die Person bei »Halten stabiler Sitzposition« in Modul 1? Viele Pflegekräfte werten anhand der Überschrift diesen Menschen als unselbstständig und geben 3 Punkte.
Doch die BRi stellen klar, dass dieser Mensch mit 1 Punkt als überwiegend selbstständig zu bewerten ist. Denn unselbstständig sind nur Menschen, die permanent liegen müssen. Dieser Pflegebedürftige aber kann mit Hilfe des Therapiestuhls überwiegend selbstständig sitzen.

Auch hier hat eine falsche Bewertung möglicherweise weitreichende Folgen für die Qualitätsindikatoren. Denn bereits beim QI 1 geht es um den Erhalt der Mobilität und ein Punkt kann dazu führen, dass die Mobilität nicht erhalten und gefördert wurde und somit der QI 1 schlechter bewertet wird. Es wäre schade, wenn Ihr Ergebnis schlechter ist als es der Realität entspricht, nur weil Ihre Punktvergabe nicht exakt war. (▶ S. 71).

3.2 Modul 1: Mobilität[29]

»Die Einschätzung richtet sich ausschließlich danach, ob die Person in der Lage ist, ohne personelle Unterstützung eine Körperhaltung einzunehmen/zu wechseln und sich fortzubewegen.«[30] Es zählen also Körperkraft, Balance, Bewegungskoordination etc., aber nicht die zielgerichtete Fortbewegung. Es werden also auch nicht die Folgen einer kognitiven Beeinträchtigung bewertet. Es stellt sich schlicht nicht die Frage, ob der Pflegebedürftige die Toilette findet, sondern ob er dorthin laufen kann. Es stellt sich auch nicht die Frage, ob der Pflegebedürftige durch die Räume irrt und gesucht werden muss oder ob er vergisst, sich umzulagern. Es zählt einzig und allein, ob er über die körperliche Fähigkeit verfügt, dies tun zu können.

Wichtig **Kognitive Einschränkungen fallen nicht ins Gewicht**

Alle kognitiv eingeschränkten oder psychisch Kranken, die mobil sind, haben im Modul Mobilität schon mal 15 Punkte weniger. Ein Pflegegrad 5 rückt so in weite Ferne.

[29] Das folgende Kapitel entstammt dem Buch König J (2018): Pflegegradmanagement. Schlütersche Verlagsgesellschaft, Hannover, S. 133ff.

[30] BRi, S. 39

Wer körperliche Einschränkungen hat, ist in den Bereichen der Mobilität unterschiedlich selbstständig bzw. unselbstständig:

0 Punkte =	**selbstständig** bedeutet, es ist keine personelle Hilfe erforderlich,
1 Punkt =	**überwiegend selbstständig** ist die Person, wenn sie sich z. B. kurzzeitig im Sitzen halten kann, oder mit der Bereitstellung von Hilfsmitteln durch andere die Verrichtung dann durchführt,
2 Punkte =	**überwiegend unselbstständig** sind Personen, die nur wenig Beitrag leisten können und überwiegend auf Hilfe durch andere Personen angewiesen sind,
3 Punkte =	**unselbstständig** sind alle, die komplett auf Hilfe angewiesen sind, also z. B. im Rollstuhl gefahren werden, ihre Position im Sitzen/Liegen nicht selbst verändern können.

Beim Treppensteigen gibt es allerdings eine Besonderheit: Es ist unerheblich, ob der Antragsteller überhaupt Treppen im Hause hat. Es ist auch einerlei, ob er die vorhandene Treppe überhaupt gehen müsste, z. B. weil es einen Fahrstuhl gibt.

Ob eine Treppe gegangen wird oder nicht – sie wird berechnet. So wird in gleichem Maße wie oben beschrieben geschaut, in welchem Ausmaß die Person beim (fiktiven) Treppensteigen auf Hilfe angewiesen ist

0 Punkte =	Die Person kann/könnte die Treppe selbstständig gehen ohne personelle Hilfe.
1 Punkt =	Überwiegend selbstständig: Die Person kann/könnte die Treppe allein gehen, benötigt aber wegen eines Sturzrisikos eine Begleitperson.
2 Punkte =	Überwiegend unselbstständig: Die Person kann/könnte die Treppe nicht alleine gehen, sondern muss gestützt werden.
3 Punkte =	Unselbstständig sind alle Personen, die eine Treppe trotz personeller Hilfe nicht bewältigen können. D. h. sie müssen/müssten getragen oder mit Hilfsmitteln (z. B. Treppenlift) transportiert werden.

Tab. 4: Punktwerte im Modul 1

Begutachtungs-Richtlinien		Selbstständig	Überwiegend selbstständig	Überwiegend unselbstständig	Unselbstständig
4.1.1	Positionswechsel im Bett	0	1	2	3
4.1.2	Halten einer stabilen Sitzposition	0	1	2	3
4.1.3	Umsetzen	0	1	2	3
4.1.4	Fortbewegen innerhalb des Wohnbereichs	0	1	2	3
4.1.5	Treppensteigen	0	2	2	3

Tab. 5: Addition und Gewichtung der erreichten Punkte

Modul	Gewichtung	0 = keine	1 = geringe	2 = erhebliche	3 = schwere	4 = schwerste	
Mobilität	10 %	0–1	2–3	4–5	6–9	10–15	Erreichte Punkte im Modul 1
		0	2,5	5	7,5	10	Gewichtete Punkte im Modul 1

Werden im Modul 1 Mobilität also 9 Punkte erreicht, so werden diese mit 7,5 Punkten gewichtet und gewertet.

Fazit **Nur gewichtete Punkt zählen**

Ausschließlich die gewichteten Punkte werden zur Einschätzung der Pflegebedürftigkeit bzw. Ermittlung des Pflegegrades herangezogen. Für die Qualitätsprüfung geht es um addierte Punkte, nicht um gewichtete.

Wichtig **Bezug zur neuen Qualitätsprüfung**

Für die Erfassung der Qualitätsindikatoren intern (▶ Kap. 5.1.2) anhand der 98 Fragen pro Bewohner ist es wichtig, im Modul 1 fein zu unterscheiden. Wenn ein Klient bei »1.1. Positionswechsel im Bett« 1 Punkt hat, gilt er für den QI »Dekubitusentstehung« als gering gefährdet. Wer aber 2 oder 3 Punkte hat, gilt als hoch gefährdet. 1 Punkt entscheidet also darüber, in welche Risikogruppe ein Klient gehört.

Weiterhin wird in den alle sechs Monate stattfindenden Erhebungen nach der Entwicklung der Mobilität der Klienten gefragt. Auch hier entscheidet das Modul 1 über die Ergebnisse. Hat sich ein Klient hier gegenüber der letzten Meldung um nicht mehr als 1 Punkt verschlechtert, so hat sich seine Mobilität erhalten. Das ist positiv für das Ergebnis der Einrichtung im QI 1.

3.3 Modul 2: Kognitive und kommunikative Fähigkeiten

0 Punkte =	Die **Fähigkeit ist (nahezu) vollständig vorhanden**.
1 Punkt =	Die **Fähigkeit ist überwiegend** (die meiste Zeit über, in den meisten Situationen), aber nicht durchgängig **vorhanden**. Die Person hat Schwierigkeiten, höhere oder komplexere Anforderungen zu bewältigen.
2 Punkte =	Die **Fähigkeit ist stark beeinträchtigt**, aber erkennbar vorhanden. Die Person hat häufig oder in vielen Situationen Schwierigkeiten. Sie kann nur geringe Anforderungen bewältigen. Es sind Ressourcen vorhanden.
3 Punkte =	Die **Fähigkeit ist nicht oder nur in sehr geringem Maße (sehr selten) vorhanden.**[31]

Wenn man hinter diesen Definitionen die jeweiligen anrechenbaren Themen innerhalb des Moduls betrachtet, so wird die Bewertung schnell nachvollziehbar. Beispielsweise bei der Orientierung, bei der Durchführung von mehrschrittigen Alltagshandlungen, oder Entscheidungen im Alltag oder auch dem Erkennen von Risiken im Alltag.

Gerade die letzten beiden Bereiche sind für manch Gesunde im Alltag oft schon schwierig. Denken Sie nur an die Frau, die vor ihrem Kleiderschrank steht und fragt: »Was soll ich nur anziehen?« Oder denken Sie an Ihre letzte Autobahnfahrt: Handelten da alle mit ihrem Fahrzeug immer adäquat?

[31] Vgl. ebd.

Tab. 6: Punktwerte im Modul 2

Begutachtungs-Richtlinien		Die Fähigkeit ist			
		vorhanden/ unbeeinträchtigt	größtenteils vorhanden	Fin geringem Maße vorhanden	nicht vorhanden
4.2.1	Erkennen von Personen aus dem näheren Umfeld	0	1	2	3
4.2.2	Örtliche Orientierung	0	1	2	3
4.2.3	Zeitliche Orientierung	0	1	2	3
4.2.4	Erinnern an wesentliche Ereignisse oder Beobachtungen	0	1	2	3
4.2.5	Steuern von mehrschrittigen Alltagshandlungen	0	1	2	3
4.2.6	Treffen von Entscheidungen im Alltag	0	1	2	3
4.2.7	Verstehen von Sachverhalten und Informationen	0	1	2	3
4.2.8	Erkennen von Risiken und Gefahren	0	1	2	3
4.2.9	Mitteilen von elementaren Bedürfnissen	0	1	2	3
4.2.10	Verstehen von Aufforderungen	0	1	2	3
4.2.11	Beteiligen an einem Gespräch	0	1	2	3

Tipp

Die erreichten Punkte werden zunächst addiert, aber noch nicht gewichtet. Denn zunächst muss das Modul 3 bearbeitet werden. Modul 2 und 3 zählen nicht beide, sondern nur entweder/oder. Gezählt wird nur der jeweils höhere Wert. Das andere Modul wird nicht berechnet und gewertet. Da es in Modul 3 schneller Punkte gibt, die auch noch höher gewichtet werden, ist es bei Einstufung sinnvoll, sich auf Modul 3 zu konzentrieren.

Wichtig **Bezug zur neuen Qualitätsprüfung**

In vier QI's wird nach zwei Risikogruppen unterschieden.

- QI 1: Entwicklung in der Mobilität
- QI 2: Entwicklung in den Alltagsverrichtungen
- QI 5: schwerwiegende Sturzfolgen
- QI 6: Gewichtsverlust

Bei diesen vier QI's wird einmal die Gruppe 1 (Bewohner, die keine oder geringe kognitive Einbußen haben) und ein anderes Mal die Gruppe 2 (Bewohner mit mindestens erheblichen kognitiven Einschränkungen) unterschieden.

Die Risikogruppen werden nicht nach Diagnose oder Meinung der Pflegenden in Gruppe 1 oder 2 gruppiert, sondern allein nach den Punktwerden in BI-Modul 2. Wer maximal 5 Punkte in Modul 2 hat, gehört zur Risikogruppe 1, hat also keine oder geringe kognitive Einbußen. Wer 6 und mehr Punkte in Modul 2 hat, gehört zu Gruppe 2, hat also mindestens erhebliche kognitive Einschränkungen.

3.4 Modul 3: Verhaltensweisen und psychische Problemlagen

In diesem Modul geht es um Verhaltensweisen von Personen und ihre psychischen Problemlagen, die eine Folge von Gesundheitsproblemen sind. Das sind natürlich bei älteren Menschen vorwiegend die Demenzerkrankung, Korsakow-Syndrom oder Depressionen. Aber auch nach einem Schlaganfall oder bei Parkinson können psychische Problemlagen auftreten. Bei jüngeren Personen sind diese Gesundheitsprobleme z. B. das Resultat von endogenen psychischen Erkrankungen wie Schizophrenie, Psychosen oder exogenen Faktoren wie Alkohol- und Drogenmissbrauch oder Hirntraumata.

Welche Krankheit auch immer zugrunde liegt – Sie muss zu immer wieder auftretenden Phänomenen und zu personeller Unterstützung führen. Es geht bei diesem Modul also um die Unterstützung eines pflegebedürftigen Menschen (voraussichtlich mindestens sechs Monate ab Antragstellung):

- bei der Bewältigung von belastenden Emotionen, wie z. B. Panikattacken, Angststörungen,
- beim Abbau psychischer Spannungen, z. B. Wut, Aggression, Affektlabilität, Zwänge,
- bei der Impulssteuerung wie Weglauf-/Hinlauftendenzen, Zwänge, Unruhe, verbale Ausbrüche,
- bei der Förderung positiver Emotionen durch Ansprache oder körperliche Berührung. Diese Ansprache und körperliche Beruhigung wird meist nach genannten Spannungen und belastenden Emotionen nötig und somit auch immer wieder aufs Neue,
- bei der Vermeidung von Gefährdungen im Lebensalltag (z. B.: Lässt ein Klient den Herd an? Verbrennt er sich am heißen Wasser? Lässt er Fremde ins Haus oder die Haustür offen? Vergisst er die Einnahme seiner lebensnotwendigen Medikamente?),
- bei Tendenz zu selbstschädigendem Verhalten, wie z. B. beim Borderline-Syndrom,

Diese Aufzählung ist natürlich nur beispielhaft. Sicher kennen Sie Dutzende weitere Phänomene und Wesenszüge, die aus einem Gesundheitsproblem heraus bei Ihren Klienten entstehen können.

Im Mittelpunkt dieses Moduls steht die Frage, inwieweit eine Person ihr Verhalten ohne personelle Unterstützung steuern kann. Das trifft auch dann zu, wenn ein Verhalten nach Aufforderung zwar abgestellt wird, aber danach immer wieder aufs Neue auftritt. Ggf. weil das Einhaltgebieten nicht verstanden wird oder die Person beginnt nach kurzer Zeit erneut mit dem krankheitsbedingten Verhalten.

Info

Das Vorliegen einer Krankheit allein zählt nicht. Die Erkrankung muss vielmehr ein Verhalten auslösen und dieses wiederum muss personelle Hilfe erforderlich machen.

Falls Sie bei der Aufzählungen der Problemlagen bereits den pubertierenden Sprössling vor der Eingradung sehen (wegen Affektlabilität und belastender Emotionen), muss ich Sie enttäuschen: Auch Verhaltensweisen, wie sie bei Beziehungsproblemen auftauchen können – bei Gesunden und auch bei Kranken – sind hier nicht gemeint.

Die Punktvergabe ist hier anders als in den anderen beiden Modulen. Es werden statt Selbstständigkeit oder Fähigkeiten nur Häufigkeiten[32] erfasst:

0 Punkte =	**nie oder sehr selten,**
1 Punkt =	**selten**, *d. h. ein- bis dreimal innerhalb von zwei Wochen,*
3 Punkte =	**häufig**, *d. h. zweimal bis mehrmals wöchentlich, aber nicht täglich,*
5 Punkte =	**täglich.**

[32] Vgl. ebd., S. 71

Wichtig **Keine Bedeutung für die internen Qualitätsindikatoren**

Das Modul 3 wird für die Erfassung der internen Qualitätsindikatoren nicht benötigt. Allein bei der Einstufung wird dieses Modul wichtig.

Tab. 7: Punktwerte im Modul 3

Begutachtungs-Richtlinien		Nie oder selten	Selten (ein- bis dreimal innerhalb von zwei Wochen	Häufig (zweimal bis mehrmals wöchentlich, aber nicht täglich)	täglich
4.3.1	Motorisch geprägte Verhaltensauffälligkeiten	0	1	3	5
4.3.2	Nächtliche Unruhe	0	1	3	5
4.3.3	Selbstschädigendes und autoaggressives Verhalten	0	1	3	5
4.3.4	Beschädigen von Gegenständen	0	1	3	5
4.3.5	Physisch aggressives Verhalten gegenüber anderen Personen	0	1	3	5
4.3.6	Verbale Aggression	0	1	3	5
4.3.7	Andere pflegerelevante vokale Auffälligkeiten	0	1	3	5
4.3.8	Abwehr pflegerischer oder anderer unterstützender Maßnahmen	0	1	3	5
4.3.9	Wahnvorstellungen	0	1	3	5
4.3.10	Ängste	0	1	3	5
4.3.11	Antriebslosigkeit bei depressiver Stimmungslage	0	1	3	5
4.3.12	Sozial inadäquate Verhaltensweisen	0	1	3	5
4.3.13	Sonstige pflegerelevante inadäquate Handlungen	0	1	3	5

Tab. 8: Gewichtung der Punkte in den Modulen 2 und 3

Module	Gewichtung	0 = keine	1 = geringe	2 = erhebliche	3 = schwere	4 = schwerste	
2. Kognitive und kommunikative Fähigkeiten	15 %	0–1	2–5	6–10	11–16	17–33	Erreichte Punkte im Modul 2
3. Verhaltensweisen und psychische Problemlagen		0	1–2	3–4	5–6	7–65	Erreichte Punkte im Modul 3
Höchster Wert aus Modul 2 oder aus 2 und 3 zusammen		0	3,75	7,5	11,25	15	Gewichtete Punkte im Modul 2 oder 3

3.5 Modul 4: Selbstversorgung

In der Selbstversorgung tauchen alle vertrauten Begrifflichkeiten der Grundpflege auf. Auch die Fähigkeiten in der Grundpflege werden je nach Grad der Selbstständigkeit mit Punkten bewertet. Bevor man jedoch die Selbstständigkeit und Fähigkeit eines Klienten bewertet, müssen sogenannte besondere Bedarfsaspekte[33] erfasst werden.

- **Ernährung parenteral oder über Sonde**: parenteral z. B. über Port, über eine perkutane endoskopische Gastrostomie (PEG), perkutane endoskopische Jejunostomie (PEJ), nasale Magensonde, sowie ob die Ernährung über Pumpe, Schwerkraft oder als Bolusgabe erfolgt.

[33] Vgl. ebd., S. 51

- **Blasenkontrolle/Harnkontinenz**: Gemeint ist hier jede Art von Harninkontinenz, unabhängig von Ursache und Art der Versorgung. Es sind folgende Merkmalsausprägungen vorgesehen:
  - Ständig kontinent: Die Blasenkontrolle ist unbeeinträchtigt.
  - Überwiegend kontinent: Maximal einmal täglich inkontinent oder Tröpfcheninkontinenz.
  - Überwiegend inkontinent: Mehrmals täglich inkontinent, aber gesteuerte Blasenentleerung ist noch teilweise möglich.
  - Komplett inkontinent: Die Person ist komplett harninkontinent. Gesteuerte Blasenentleerung ist nicht möglich.

  »Alternativ anzugeben ist, ob ein suprapubischer oder transurethraler Dauerkatheter oder Urostoma vorhanden ist. Einmalkatheterisieren ist nicht hier, sondern unter Punkt F 4.5.10 zu berücksichtigen, hier ist anzugeben, ob und in welchem Umfang daneben eine Inkontinenz besteht.«[34]
- Darmkontrolle, Stuhlkontinenz

  Zu bewerten ist hier die Kontrolle der Darmentleerung. Es sind folgende Merkmalsausprägungen vorgesehen:
  - Ständig kontinent: Die Kontinenz ist unbeeinträchtigt.
  - Überwiegend kontinent: Die Person ist überwiegend stuhlkontinent, gelegentlich inkontinent oder mäßig inkontinent (geringe Stuhlmengen, sogenannte Schmierstühle).
  - Überwiegend inkontinent: Die Person ist überwiegend stuhlinkontinent, selten gesteuerte Darmentleerung möglich.
  - Komplett inkontinent: Die Person ist komplett stuhlinkontinent, gesteuerte Darmentleerung ist nicht möglich.

Alternativ anzugeben ist, ob ein Colo- oder Ileostoma vorhanden ist.

[34] Ebd., S. 52

Sind diese besonderen Bedarfe erfasst, geht es in die Detailbewertung der einzelnen Verrichtungen. Diese werden wiederum mit den bereits unter Modul 1 (Mobilität) beschriebenen Kriterien belegt:

0 Punkte =	**selbstständig**
1 Punkt =	**überwiegend selbstständig**
2 Punkte =	**überwiegend unselbstständig**
3 Punkte =	**unselbstständig**

Tab. 9: Punktwerte im Modul 4

Ziffer	Kriterien	Selbst-ständig	Über-wiegend selbst-ständig	Über-wiegend unselbst-ständig	unselbst-ständig
4.4.1	Waschen des vorderen Oberkörpers	0	1	2	3
4.4.2	Körperpflege im Bereich des Kopfes (Kämmen, Zahn-pflege/Prothesenreinigung, Rasieren)	0	1	2	3
4.4.3	Waschen des Intimbereichs	0	1	2	3
4.4.4	Duschen und Baden einschließlich Waschen der Haare	0	1	2	3
4.4.5	An- und Auskleiden des Oberkörpers	0	1	2	3
4.4.6	An- und Auskleiden des Unterkörpers	0	1	2	3
4.4.7	Mundgerechtes Zubereiten der Nahrung und Eingießen von Getränken	0	1	2	3

Ziffer	Kriterien	Selbst-ständig	Über-wiegend selbst-ständig	Über-wiegend unselbst-ständig	unselbst-ständig
4.4.8	Essen	0	3	6	9
4.4.9	Trinken	0	2	4	6
4.4.10	Benutzen einer Toilette oder eines Toilettenstuhls	0	2	4	6
4.4.11	Bewältigen der Folgen einer Harninkontinenz und Umgang mit Dauerkatheter und Urostoma	0	1	2	3
4.4.12	Bewältigen der Folgen einer Stuhlinkontinenz und Umgang mit Stoma	0	1	2	3

Bei Ernährung parenteral oder über Sonde (Kriterium F 4.4.13) werden in Abhängigkeit vom Anteil der künstlichen Ernährung an der Nahrungsaufnahme die Einzelpunkte wie folgt vergeben:

0 Punkte =	keine, nicht täglich oder nicht auf Dauer
6 Punkte =	täglich, zusätzlich zu oraler Nahrung
3 Punkte =	ausschließlich oder nahezu ausschließlich

Kann die künstliche Ernährung ohne Hilfe durch andere selbstständig durchgeführt werden, werden keine Punkte berücksichtigt.

3.5.1 Beispielhafte Punktwerte bei Verrichtungen der Grundpflege

Die Verrichtungen der Grundpflege bedürfen im Allgemeinen keiner besonderen Erläuterung. Zur Abgrenzung der Punktwerte dennoch einige Beispiele:

Ankleiden

0 Punkte =	Die Person zieht sich ohne personelle Hilfe **selbstständig** an.
1 Punkt =	Die Person ist **überwiegend selbstständig**, benötigt aber Hilfe beim Hineinschlüpfen in ein Kleidungstück, beim Schließen von Knöpfen oder Reißverschlüssen oder es muss kontrolliert werden, dass die Person angezogen ist.
2 Punkte =	**Überwiegend unselbstständig** ist eine Person, wenn sie nur wenig Beitrag leisten kann beim Ankleiden und z. B. nur die Arme heben nach Aufforderung zum Hineinschlüpfen
3 Punkte =	Die Person ist **unselbstständig**, sie kann sich nicht oder nur minimal beteiligen.

Trinken

0 Punkte =	Die Person trinkt **selbstständig** ohne personelle Hilfe. Niemand muss sie daran erinnern, niemand muss nachhelfen.
2 Punkte =	Die Person ist **überwiegend selbstständig**. Man muss aber die Getränke in unmittelbare Sichtweite stellen oder an das Trinken erinnern.
4 Punkte =	**Überwiegend unselbstständig** ist eine Person, wenn man ihr das Getränk in die Hand geben muss, damit sie dann trinken kann. Oder die Person benötigt permanente Aufforderungen zum Trinken oder sie muss beim Trinken beobachtet werden, weil die Gefahr des Verschluckens besteht.
6 Punkte =	Die Person bekommt das Trinken angereicht, sie ist **unselbstständig**.

Benutzen einer Toilette oder eines Toilettenstuhls

Zur Benutzung einer Toilette oder eines Toilettenstuhls gehört auch das Gehen zur Toilette, das Hinsetzen und Aufstehen von der Toilette, das Sitzen während der Blasen- oder Darmentleerung, die Intimhygiene (Säubern des Intimbereichs) sowie das Richten der Kleidung (das Hoch- und Herunterziehen der Kleidung vor und nach der Ausscheidung).

Die Beurteilung ist unabhängig davon, ob jemand die Toilette nutzt oder stattdessen eine Versorgung mit Hilfsmitteln erfolgt (z. B. Inkontinenzmaterialwechsel, Katheter, Urostoma, Ileo- oder Colostoma).

Für die Fähigkeit, Selbstständigkeit oder Abhängigkeit gibt es Punkte:

0 Punkte =	Die Person ist **selbstständig**, benötigt in keinem Handlungsschritt der Ausscheidung personelle Hilfe.
1 Punkt =	Die Person ist **überwiegend selbstständig**, benötigt aber in einem der aufgeführten Kriterien Hilfe, z. B.: Bereitstellen und Leeren des Toilettenstuhls (alternativ: Urinflasche oder anderer Behälter) **oder** Orientierungshinweise zum Auffinden der Toilette **oder** Begleitung auf dem Weg zur Toilette **oder** Anreichen von Toilettenpapier/Waschlappen zur Intimhygiene **oder** Intimhygiene (= Abputzen) nur nach dem Stuhlgang **oder** Unterstützung beim Hinsetzen, Aufstehen von der Toilette **oder** punktuelle Hilfe beim Richten der Bekleidung (Hoch oder Herunterziehen, zurecht ziehen der Kleidung vor und oder nach der Ausscheidung).
2 Punkte =	**Überwiegend unselbstständig** ist eine Person, wenn sie nur einige der oben genannten Kriterien selbständig erledigen kann und beim Rest Hilfe benötigt.
3 Punkte =	Die Person ist **unselbstständig**. Sie kann sich nicht oder nur minimal beim Ausscheidungsvorgang oder Inkontinenzmaterialwechsel beteiligen.

Tab. 10: Gewichtung der Punkte im Modul 4

Modul	Gewichtung	0 = keine	1 = geringe	2 = erhebliche	3 = schwere	4 = schwerste	
Selbstversorgung	40 %	0–2	3–7	8–18	19–36	37–54	Erreichte Punkte im Modul 4
		0	10	20	30	40	Gewichtete Punkte im Modul 4

Wichtig **Bezug zur neuen Qualitätsprüfung**

Die Entwicklung der Selbstständigkeit bei der Selbstversorgung eines Klienten wird als Qualitätsindikator 2 erfasst. Das Modul 4 entscheidet also über die Qualitätsergebnisse. Hat sich ein Klient gegenüber der letzten Meldung um nicht mehr als 3 Punkte in Modul 4 verschlechtert, so wurde die Selbstständigkeit im QI 2 erhalten. Und das wiederum ist positiv für das Ergebnis der Einrichtung.

3.6 Modul 5: Bewältigung von und selbstständiger Umgang mit krankheits- oder therapiebedingten Anforderungen und Belastungen

Wie bei allen anderen Modulen und Berechnungen auch, geht es hier darum, dass der Klient einen Hilfebedarf durch eine andere Person voraussichtlich für sechs Monate hat. Verrichtungen, Tätigkeiten und Hilfen unterhalb einer Dauer von sechs Monaten nach Antragstellung werden also nicht berechnet.

Zum Modul 5 zählen z. B. die aktuelle medikamentöse Therapie oder andere angeordnete Therapiemaßnahmen, Arztbesuche, Heilmitteltherapie (Physikalische Therapie, Ergotherapie, Stimm-, Sprech- und Sprachtherapie, Podologische Therapie).

Dabei ist für die Berechnung und die Punktbewertung unerheblich, wer diese Hilfen ggf. erbringt. Ob ein ambulanter Pflegedienst dies über einen Verordnungsschein abrechnet oder die professionelle teilstationäre oder stationäre Altenhilfe sich um die medizinische Versorgung bemüht. Ob Laien die Hilfe leisten oder Profis – Es zählt einzig die Frage, *»ob die Person die jeweilige Aktivität praktisch durchführen kann. Ist dies nicht der Fall, wird die Häufigkeit der erforderlichen Hilfe durch andere Personen dokumentiert (Anzahl pro Tag/pro Woche/pro Monat).«*[35]

Info
Die Punktwerte sind in Modul 5 nicht wie in den anderen vier Modulen selbsterklärend. Sie ziehen sich auch nicht einheitlich durch das gesamte Modul, sondern die Berechnungsart wechselt.

[35] Ebd., S. 59

Während ein Teil der medizinischen Behandlungspflege wie Medikamente, Vitalzeichen etc. nach Häufigkeiten pro Tag, Woche und Monat unterteilt werden, werden andere Bereiche wie z. B. Arzt- oder Therapeutenbesuche mit vorgegebenen Zahlen multipliziert. Ein hochkomplexes System also, das einige Übung erforderlich macht.

Tab. 11: Punktwerte im Modul 5.1 bis 5.11

Bewältigung von und selbstständiger Umgang mit krankheits- oder therapiebedingten Anforderungen und Belastungen		Entfällt/ Selbständig	Häufigkeit/Tag	Häufigkeit/ Woche	Häufigkeit/ Monat
4.5.1	Medikation	0			
4.5.2	Injektionen	0			
4.5.3	Versorgung intravenöser Zugänge	0			
4.5.4	Absaugen und Sauerstoffgabe	0			
4.5.5	Einreibungen oder Kälte- und Wärmeanwendungen	0			
4.5.6	Messung und Deutung von Körperzuständen	0			
4.5.7	Körpernahe Hilfsmittel	0			
Summe der Maßnahmen pro Tag		0			
Summe der Maßnahmen pro Woche		0	/7	/7	/7
Summe der Maßnahmen pro Monat		0	/30	/30	/30
Umrechnung in Maßnahmen pro Tag					
Maßnahmen pro Tag		**keine**	**1 bis max. 3**	**3 bis max. 8**	**mehr als 8**
	Punktwert		**1 Punkt**	**2 Punkte**	**3 Punkte**
4.5.8	Verbandswechsel und Wundversorgung	0			
4.5.9	Wundversorgung mit Stoma	0			

Bewältigung von und selbstständiger Umgang mit krankheits- oder therapiebedingten Anforderungen und Belastungen		Entfällt/ Selbständig	Häufigkeit/Tag	Häufigkeit/ Woche	Häufigkeit/ Monat
4.5.10	Regelmäßige Einmalkatheterisierung und Nutzung von Abführmethoden	0			
4.5.11	Therapiemaßnahmen in häuslicher Umgebung	0			
	Berechnung in Punkten	**Weniger als 1x Woche**	**Mind. 1x Woche**	**1–2x tägl.**	**Mind. 3x tägl.**

Tab. 12: Punktwerte im Modul 5.12 bis 5.15

Bewältigung von und selbstständiger Umgang mit krankheits- oder therapiebedingten Anforderungen und Belastung		Entfällt oder selbstständig	Täglich	Wöchentliche Häufigkeit multipliziert mit	Monatliche Häufigkeit multipliziert mit
4.5.12	Zeit- und technikintensive Maßnahmen in häuslicher Umgebung	0	60	8,6	2
4.5.13	Arztbesuche	0	–	4,3	1
4.5.14	Besuche anderer medizinischer oder therapeutischer Einrichtungen (bis zu 3 Stunden)	0	–	4,5	1
4.5.15	Zeitlich ausgedehnte Besuche anderer medizinischer oder therapeutischer Einrichtungen (bis zu 3 Stunden)	0	–	8,6	1

Tab. 13: Gewichtung der Punkte

Modul	Gewichtung	0 = keine	1 = geringe	2 = erhebliche	3 = schwere	4 = schwerste	
Bewältigung von und selbstständiger Umgang mit krankheits- und therapiebedingten Anforderungen	25 %	0	1	2–3	4–5	6–15	Erreichte Punkte im Modul 5
		0	5	10	15	20	Gewichtete Punkte im Modul 5

Wichtig **Hier werden keine Qualitätsindikatoren abgeleitet**

Dieses Modul wird für die Ermittlung der internen Ergebnisqualität nicht benötigt. Das Modul 5 ist einzig für die Einstufung wichtig.

3.7 Modul 6: Gestaltung des Alltagslebens und soziale Kontakte

»Zu bewerten ist, ob die Person die jeweilige Aktivität praktisch durchführen kann. Es ist unerheblich, ob die Beeinträchtigungen der Selbständigkeit aufgrund von Schädigungen somatischer oder mentaler Funktionen bestehen oder ob Teilaspekte bereits in anderen Modulen berücksichtigt worden sind.«[36]

Zu diesem Modul zählen:

- Gestaltung des Tagesablaufs und Anpassung an Veränderungen: Hier geht es darum, ob und inwieweit eine Person ihren Tag selbst strukturieren und planen kann. Kann die Person zeitlich planen, wann sie aufstehen, zu

[36] Ebd., S. 63

Bett gehen, sich waschen oder essen möchte und ist für sie eine Verschiebung aufgrund bestimmter Vorkommnisse möglich und denkbar?
- Ruhen und Schlafen: Hierzu gehört die praktische Fähigkeit, ins Bett zu gelangen oder aufzustehen ebenso wie die Orientierungsfähigkeit, das Bett zur rechten Zeit zu finden oder verlassen zu können.
- Sich beschäftigen: Berechnet wird, ob die verfügbare Zeit ohne personelle Hilfe genutzt werden kann, um Aktivitäten durchzuführen, die den eigenen Vorlieben und Interessen entsprechen. Es geht hier nicht nur um grundpflegerische Tätigkeiten, sondern auch um Arbeit und Freizeitgestaltung. Es ist dabei unerheblich, ob die personelle Hilfe wegen fehlender Orientierung, Einschränkung der Sinnesorgane oder fehlender manueller Fähigkeiten o. a. erforderlich ist.
- Vornehmen von in die Zukunft gerichteten Planungen: Hierunter zählen ausschließlich Planungen, die über einen Tag hinausgehen, z. B. »nächsten Montag Friseurtermin«.
- Interaktion mit Personen im direkten Kontakt: Hier geht es um die Kontaktaufnahme aktiv oder auf Nachfrage, beispielsweise von Angehörigen, Pflegepersonen, Mitbewohnern oder Besuchern. Kontaktpflege zu Personen außerhalb des direkten Umfelds: Hierunter zählt die Kontaktaufnahme mit Freunden, Bekannten, Nachbarn mittels persönlichem Kontakt, Telefon, Computer, Briefen etc.

Die Bepunktung ist wiederum am Grad der Selbstständigkeit zu ermitteln:

0 Punkte =	**Selbstständig**: Die Person benötigt keine personelle Hilfe.
1 Punkt =	**Überwiegend selbstständig** sind Personen, die eine Erinnerung benötigen oder denen man ein Hilfsmittel zur selbstständigen Umsetzung bereitstellt.
2 Punkte =	**Überwiegend unselbstständig** sind Personen, die größtenteils abhängig in der Gestaltung ihres Alltags, der zeitlichen Planung und/oder Kontaktaufnahme mit anderen sind. Sie agieren kaum, sie reagieren meist nur noch.
3 Punkte =	**Unselbstständig** sind Menschen, die abhängig sind und ohne die personelle Hilfe anderer weder ihren Tag noch Zeit gestalten können, mit anderen nicht kommunizieren können, keinen Kontakt aufnehmen, nicht reagieren.

Info

Die Berechnung im Modul 6 erfolgt auch dann, wenn bereits in anderen Modulen (z. B. Modul 2 und/oder Modul 3) Punkte aus gleichem Anlass heraus berechnet wurden.

Tab. 14: Punktwerte im Modul 6

	Kriterien	Selbstständig	Überwiegend selbstständig	Überwiegend unselbstständig	unselbstständig
4.6.1	Gestaltung des Tagesablaufs gestalten und Anpassung an Veränderungen	0	1	2	3
4.6.2	Ruhen und Schlafen	0	1	2	3
4.6.3	Sichbeschäftigen	0	1	2	3
4.6.4	Vornehmen von in die Zukunft gerichteten Planungen	0	1	2	3
4.6.5	Interaktion mit Personen im direkten Kontakt	0	1	2	3
4.6.6	Kontaktpflege zu Personen außerhalb des direkten Umfeldes	0	1	2	3

Tab. 15: Gewichtung der Punkte im Modul 6

Modul	Gewichtung	0 = keine	1 = geringe	2 = erhebliche	3 = schwere	4 = schwerste	
Gestaltung des Alltagslebens und soziale Kontakte	15 %	0	1–3	4–6	7–11	12–18	Erreichte Punkte im Modul 6
		0	3,75	7,5	11,25	15	Gewichtete Punkte im Modul 6

Wichtig **Bezug zur neuen Qualitätsprüfung**

Wie bereits bei Modul 4 ist es auch bei diesem Modul 6 wichtig, wie sich der Punktwert beim Klienten entwickelt. Seine Selbstständigkeit bei Modul 6 hat sich dann gehalten, wenn er sich im Erhebungszeitraum um nicht mehr als 1 Punkt verschlechtert hat. Dies wird im QI 3 als Ergebnis widergespiegelt.

4 Die Expertenstandards – Aufbau und Logik

4.1 Einleitung

Die Expertenstandards des Deutschen Netzwerks für Qualitätssicherung in der Pflege (DNQP) wurden durch Experten aus verschiedenen Disziplinen der Wissenschaft und Pflege in jahrelanger Arbeit für bestimmte Risikobereiche oder zur Versorgung von Menschen mit bestimmten Risiken erarbeitet. Derzeit (Stand: April 2020) gibt es zehn Standards, acht davon sind gemäß § 113 SGB XI in Einrichtungen der Altenhilfe und Krankenpflege verpflichtend umzusetzen:

1. Dekubitusprophylaxe in der Pflege, 2. Aktualisierung (Juni 2017)
2. Schmerzmanagement in der Pflege, Juni 2020
3. Sturzprophylaxe in der Pflege, 1. Aktualisierung (Januar 2013) – wird aktualisiert
4. Förderung der Harnkontinenz in der Pflege, 1. Aktualisierung (März 2014)
5. Pflege von Menschen mit chronischen Wunden, 1. Aktualisierung (September 2015)
6. Ernährungsmanagement zur Sicherung und Förderung der oralen Ernährung in der Pflege, 1. Aktualisierung (Januar 2017)
7. Beziehungsgestaltung in der Pflege von Menschen mit Demenz. Sonderdruck einschließlich Kommentierung und Literaturstudie (März 2018)
8. Förderung der physiologischen Geburt, Dezember 2014 (nicht für die Altenpflege)
9. Entlassungsmanagement in der Pflege, 1. Aktualisierung (Juli 2009) (nicht für die Altenpflege)

Ein weiterer Standard, »Erhaltung und Förderung der Mobilität«, vom Juni 2014 ist derzeit noch freiwillig (voraussichtlich bis 2021). Dieser Standard wurde als bisher einziger von der gesetzlichen Krankenversicherung (GKV) in Auftrag gegeben und lange unter Verschluss gehalten. Immerhin: *»Der erweiterte Qualitätsausschuss Pflege hat im Februar 2018 mit der Mehrheit seiner Mitglieder die freiwillige Einführung des Expertenstandards Mobilität für zunächst zwei Jahre beschlossen. Parallel soll eine Aktualisierung des Expertenstandards und eine Begleitforschung erfolgen.«*[37] *Der Expertenstandard wurde 2020 nochmal ans DNQP zur Bearbeitung zurückgegeben. Auf der Homepage*[38] *ist zu lesen: »Das DNQP aktualisiert derzeit im Auftrag der Vertragsparteien nach § 113 Abs. 1 SGB XI den Expertenstandard. Im Juli/August 2020 beginnt die Konsultationsphase.«*

Alle Einrichtungen müssen die Expertenstandards umsetzen, die vom DNQP verabschiedet wurden. Die Einrichtungen müssen aufzeigen, wie sie die in den Expertenstandards genannten – in manchen Punkten abstrakten – Darlegungen in die pflegerische Praxis einbeziehen. Und, wenn ja, wie weit die Umsetzung erfolgt ist. *»Die Umsetzung obliegt immer der Einrichtung selbst.«* Dieser Satz aus den Expertenstandards macht deutlich, dass die Experten keine Vorschriften machen wollen. Sie zeigen lediglich Ergebnisse und Konsequenzen bestimmter Handlungen auf, die nicht oder weniger geeignet sind, und was stattdessen sinnvoll und erfolgversprechend wäre.

Die Ziele der Expertenstandards und deren Aufbau sind alle annähernd vergleichbar. Sie haben alle den gleichen, dreiteiligen Aufbau:

1. Strukturqualität: Was müssen die Einrichtung und die Pflegefachkräfte vorweg erfüllen?
2. Prozessqualität: Welche Maßnahmen sind einzuleiten?
3. Ergebnisqualität: Was soll als Ergebnis folgen, wenn die richtigen Strukturen gesetzt und die richtigen Prozesse eingeleitet wurden?

---

37 https://www.gkv-spitzenverband.de/pflegeversicherung/qualitaet_in_der_pflege/expertenstandards/expertenstandards.jsp

38 https://www.dnqp.de/expertenstandards-und-auditinstrumente/#c28967

Info

Die Expertenstandards sind wissenschaftlich fundierte Instrumente. Vorbei sind also die Zeiten, in denen in der Pflege rein nach dem Motto »Versuch und Irrtum« vorgegangen wurde, als dekubitusgefährdete Menschen auf Luftringe gesetzt oder auf Wassermatratzen gebettet wurden…

Die Expertenstandards sind verbindliche Niveauregelungen, die Probleme methodisch gestützt angehen und Rahmenbedingungen zur adäquaten Behandlung vorstellen.

Es wird in diesem Zusammenhang gern von sogenannten »vorweggenommenen Sachverständigengutachten« gesprochen. Wenn die Experten bestimmte Behandlungsmethoden oder pflegerische Tätigkeiten als kontraproduktiv bezeichnen, so sollte die Pflege diese Tätigkeiten auch nicht mehr durchführen.

Inwieweit also eine Einrichtung einen Expertenstandard anwendet, ihn anpasst und umsetzt, ist allein ihre Sache. Das zeigt sich am besten beim Expertenstandard zur Dekubitusprophylaxe. Hier werden u. a. mindestens drei Skalen vorgestellt, die einigermaßen geeignet erscheinen, um ein Dekubitusrisiko einzuschätzen. Allerdings beschreibt der Expertenstandard auch, dass man keine Skala benötigt, um ein Risiko einzuschätzen. Die Fachkraft kann das gänzlich ohne Skalen/Assessments tun.

Ob und für welches Instrument sich eine Einrichtung entscheidet, ist allein ihre Sache. Es gibt kein Richtig oder Falsch in dieser Angelegenheit.

Die Expertenstandards sind also keine konkreten Pflege- oder Handlungsanleitungen. Man kann in keinem der Standards nachlesen, was man in welchen Situationen am besten tut. Es wird also keinesfalls dargestellt, was zu tun ist, wenn ein Mensch ein Sturzrisiko, eine drohende Mangelernährung oder ein sonstiges Risiko hat. Mag sein, dass sich manche Pflegekräfte einen solchen Standard wünschen würden, aber letztendlich kann ich nur sagen: Gut, dass es keine Vorgaben gibt! Denn ich möchte, sollte ich Sturzrisikofaktoren aufweisen, nicht nach Standard versorgt werden. Was bei einer anderen Person gut ist, würde mir vielleicht widerstreben, z. B. Protektorenhosen.

Info
Die Umsetzung der Expertenstandards ist einrichtungsindividuell. Wer mittels einer Skala ein Risiko erhebt, muss sich diesem Risiko widmen und sich ihm mit den zur Verfügung stehenden und sinnvollen Mitteln nähern. Wenn ein Mensch laut Skala als gefährdet gilt, wird nicht nach Standard versorgt, sondern so, wie es zu seiner individuellen Situation passt.

Schätzt die Fachkraft ohne Skala und Assessments ein Risiko ein, agiert sie ebenfalls in der Folge entsprechend der individuellen Situation des Klienten.

Wichtig **Bezug zur neuen Qualitätsprüfung**

Gerade bei der externen Qualitätsprüfung kommen die Expertenstandards zur Anwendung. Bereits im Qualitätsaspekt 1 stationär und Tagespflege sowie bei den Qualitätsaspekten unter Bereich 2 ambulant geht es um Risiken in der Pflege. Dort kommen Expertenstandards zur Dekubitus- und Sturzprophylaxe, zur Kontinenzförderung und Ernährung zur Geltung. Im Bereich der krankheitsbezogenen Anforderungen und Belastungen wird der Expertenstandard im Umgang mit dem Thema Schmerz wichtig.

4.2 Risikoeinschätzung im Strukturmodell und die Expertenstandards

»Was ist bei der Risikoeinschätzung im Strukturmodell in Bezug auf die nationalen Expertenstandards des Deutschen Netzwerkes für Qualitätsentwicklung in der Pflege (DNQP) zu beachten?«, ist eine der häufig gestellten Frage auf der Homepage von EinSTEP. Mit Stand »Oktober 2017« heißt es dort weiter:

Zum Hintergrund

Die Neuausrichtung der Pflegedokumentation anhand der Prinzipien des »Strukturmodells zur Entbürokratisierung der Pflegedokumentation« bedingt eine Reflexion der bisherigen Praxis im Umgang mit den nationalen Expertenstandards des Deutschen Netzwerkes für Qualitätsentwicklung in der Pflege (DNQP).
Diese sind von Pflegeexperten für Pflegefachkräfte entwickelt worden und haben einen maßgeblichen Beitrag zur Professionalisierung der Pflege geleistet, indem sie das professionell abgestimmte Leistungsniveau auf dem aktuellen Stand des Wissens abbilden. In der Praxis sind jedoch Entwicklungen zu beobachten, die darauf hinweisen, dass die Umsetzung dieses Expertenwissens zu stark mit Dokumentationsanforderungen und schematischen Routinen im Rahmen der Risikoeinschätzung verknüpft wird und somit von der eigentlichen Absicht, einen Beitrag zur Weiterentwicklung der Pflegequalität zu leisten und professionelle Entscheidungsprozesse zu fördern, abweicht. Die nationalen Expertenstandards ermöglichen die Einbindung von aktuellem und erprobtem Fachwissen in die Pflegepraxis und das Strukturmodell bietet eine Grundstruktur, um professionelles Handeln in der Pflege in sinnvollem Umfang zu dokumentieren.

Besonders hervorzuheben ist, dass die »Strukturierten Informationssammlung« (SIS®) im Strukturmodell darauf abzielt, dass die Pflegefachkraft bei ihrer fachlichen Einschätzung von Risiken u. a. die zur Verfügung gestellte Expertise aus den Expertenstandards nutzt.

Zum Verfahren

Nach der pflegefachlichen Einschätzung in den Themenfeldern durch die Pflegefachkraft erfolgt die Anwendung der Risikomatrix in Form der »initiale Einschätzung«, wie in den Expertenstandards gefordert. Die zur »initialen Einschätzung« notwendigen Informationen zur Bewertung von Risiken und Phänomenen müssen in den Themenfeldern der SIS® dokumentiert sein. In der Risikomatrix wird dann diese Einschätzung mit »Ja« oder »Nein« dokumentiert und dem entsprechenden Themenfeld (Kontextkategorie) zugeordnet. Hat sich die Pflegefachkraft für »Ja« entschieden, muss sie in einem nächsten Schritt festlegen, ob sie weitere Informationen zur Situationseinschätzung in Form eines Differentialassessments oder einer weiteren Expertenmeinung etc. benötigt. Ihre Entscheidung dokumentiert sie entsprechend in der Spalte »weitere Einschätzung notwendig« wiederum mit »Ja« oder »Nein«. Damit werden gleichzeitig die Erkenntnisse aus der Aktualisierung der Expertenstandards aufgegriffen, welche u.a. der pflegefachlichen Einschätzung eine hohe Bedeutung im Rahmen der Risikoeinschätzung beimessen.

Zur Erläuterung

Das beschriebene Verfahren im Rahmen des Strukturmodells begegnet dem weit verbreiteten Missverständnis in der Interpretation der Expertenstandards des DNQP, dass eine fachliche Einschätzung im Sinne der »initialen Einschätzung« (Initialassessment/Risikomatrix) zwingend die Anwendung eines weiteren standardisierten Instruments zur Folge hat. Die Hinweise zu verschiedenen Assessmentinstrumenten (Differentialassessment) in den Expertenstandards dienen der Orientierung, welche Instrumente zum Einsatz kommen können, wenn die Pflegefachkraft sich dazu entscheidet. Das Qualitätsmanagement legt im Qualitätshandbuch fest, welche dieser Instrumente in der jeweiligen Pflegeeinrichtung bei Bedarf zum Tragen kommen.«[39]

Fazit **Risiko? Die Fachkraft weiß mehr!**

Bei jedem Expertenstandard schätzt die Fachkraft das Risiko ein. Nur wenn sie sich unsicher ist oder ein Assessment/eine weitere Einschätzung für erforderlich hält, wird dies gemacht. Ist die Fachkraft sicher, reicht ihr Kreuzchen bei »ja« für »Risiko liegt vor« oder »nein« für »Risiko liegt nicht vor«. Lassen Sie sich niemals von Externen sagen, wann Sie welches Assessment nutzen.

[39] »Was ist bei der Risikoeinschätzung im Strukturmodell in Bezug auf die nationalen Expertenstandards des Deutschen Netzwerkes für Qualitätsentwicklung in der Pflege (DNQP) zu beachten?« https://www.ein-step.de/haeufige-fragen

4.3 Expertenstandard Dekubitusprophylaxe in der Pflege

4.3.1 Strukturqualität

An die Pflegefachkraft werden u.a. folgende Anforderungen gestellt:

- Sie verfügt über aktuelles Wissen zur Dekubitusentstehung und ist in der Lage, ein Dekubitusrisiko zu erkennen.
- Sie beherrscht haut- und gewebeschonende Bewegungs-, Lagerungs- und Transfertechniken.
- Sie ist kompetent, um (un-)geeignete Hilfsmittel zu erkennen.
- Sie kann Klienten/Angehörigen informieren und beraten.
- Sie stellt sicher, dass alle Beteiligten wissen, dass Kontinuität und Erfolg der Prophylaxe zusammenhängen und informiert externe Kräfte über das Risiko.
- Sie ist in der Lage, die Effektivität der ergriffenen Maßnahmen zu beurteilen.

4.3.2 Prozessqualität

An die Pflegefachkraft werden u.a. folgende Anforderungen gestellt:

- Sie schätzt zu Beginn der Pflege das Dekubitusrisiko ein. Diese Einschätzung beinhaltet ein initiales Screening sowie eine differenzierte Beurteilung des Dekubitusrisikos, wenn eine Gefährdung im Screening nicht ausgeschlossen werden kann.
- Sie beurteilt mittels systematischem Vorgehen das Dekubitusrisiko des Klienten, bei dem das Risiko nicht ausgeschlossen werden kann. Dies geschieht mittels eines initialisierten Assessments. Das Wort »Assessment« bedeutet hier nicht, dass man einen Bogen ausfüllt, sondern dass die Pflegefachkraft das Risiko mittels erster Erkenntnisse einschätzt. Dies tut sie bereits ab Beginn der Pflege und danach in individuell festzulegenden Abständen.
- Die erneute Einschätzung erfolgt nach Meinung der Pflegefachkraft, spätestens aber nach jeder Veränderung von Mobilität und Beweglichkeit.

- Die Pflegefachkraft fördert Eigenbewegung des Klienten und wo nötig, gewährleistet sie die Druckentlastung mithilfe eines Bewegungsplans.
- Sie verwendet geeignete druckentlastende Hilfsmittel, wenn die Eigenbewegung des Klienten nicht ausreichend ist. Sie erläutert den Klienten/Angehörigen das Risiko und die erforderlichen Maßnahmen und evaluiert dies.
- Sie informiert alle an der Pflege Beteiligten, z. B. weitere Dienstleister, Ärzte, Ernährungsberater etc.
- Sie begutachtet in individuellen Zeitabständen die Haut des Klienten.

4.3.3 Ergebnisqualität

Wenn die Struktur- und Prozessqualität so ausgeführt werden, ergibt sich aus Sicht der Experten folgendes Ergebnis:

- Für alle Klienten liegt eine aktuelle systematische Dekubitusrisikoeinschätzung vor.
- Die Eigenbewegung der Klienten ist gefördert.
- Bei Bedarf liegt ein individueller Bewegungsplan vor.
- Der Klient befindet sich unverzüglich auf einer druckentlasteten oder -verteilenden Unterlage.
- Klienten/Angehörige und alle an der Versorgung Beteiligten sind über das Risiko und die erforderlichen Maßnahmen informiert.
- Kein Klient weist einen Dekubitus auf.

4.3.4 Vorgehensweise und Dokumentation

Risikoerhebung

- Bei Aufnahme und bei jeder Veränderung der Mobilität werden die Ursachen des Risikos ermitteln und ggf. gemeinsam eruiert, ob daran etwas geändert werden kann. Hauptursache eines Dekubitus ist Druck auf ein Hautareal mit darunter befindlichen Knochen in Verbindung mit Zeit.
- Risiken und deren Ursache einzeln betrachten:
  - Nicht nur die Dekubitusgefahr erkennen, sondern auch benennen, welches Areal betroffen ist, z. B. Fersen, Trochanter. Steiß, Sitzhöcker

Geeignete Maßnahmen planen

- Druck nehmen oder verteilen,
- vorhandene Hilfsmittel auf Tauglichkeit/korrekten Einsatz überprüfen,
- fehlende Hilfsmittel mit Klienten/Angehörigen/Pflegepersonen absprechen und Rezept beim Arzt bestellen (oder besorgen lassen). Steht eine Einstufung bevor, so muss der Gutachter in der Einstufung eine Empfehlung zu einem Hilfsmittel vornehmen[40],
- Hilfsmittelnutzung in die Pflegeplanung oder SIS® als Ressource eintragen (»sitzt auf einem Gelkissen oder liegt im Bett auf einer Wechseldruckmatratze Stufe 6«),
- Hilfsmittel fortan regelmäßig auf Einsatzbereitschaft überprüfen (z. B. Stufe der Wechseldruckmatratze).

Dokumentation (im AEDL-Modell)

Pflegeplanung

- Ressourcen: Fähigkeiten des Klienten dokumentieren, z. B.: »kann sich im Bett selbst drehen«, oder: »macht kleine Bewegungen beim Sitzen im Stuhl«, oder: »hatte trotz Gefahr noch nie Dekubitus«, oder: »sitzt immer auf einem Gelkissen, akzeptiert die Wechseldruckmatratze«, oder: »die Angehörigen sind sich über Risikofaktoren im Klaren«, oder: »Tochter lagert vorm Einschlafen auf die Seite« etc.
- Probleme: »Dekubitusgefahr an folgenden Stellen: z. B. Sitzfläche aufgrund permanenten Sitzens oder vorwiegend Fersen aufgrund Hin- und Herbewegen auf dem Bettlaken«.
- Ziele: »Vermeiden von Druckstellen«, »Erhalten intakter Haut« oder: »dreht sich selbst«, »lagert sich selbst«, oder: »Ehefrau lagert zusätzlich zweimal«.
- Maßnahmen: siehe Richtlinie Dekubitus, folgende Möglichkeiten: Freilagerung (z. B. Fersen) oder Weichlagerung (z. B. Gesäß) oder Umlagerung (links, Rücken, rechts). Dabei sind immer folgende Fragen zu beantworten: wer, wann, wie oft, womit, was? Je präziser die Handlungsanweisung, desto klarer die Aufgabe für alle Beteiligten und desto leichter die Auswertung des Erfolges einer Maßnahme.

---

[40] BRi, S. 184

Durchführung

- Die geplanten Maßnahmen, die exakt benannt und geeignet sind, werden konsequent von allen am Pflegeprozess Beteiligten durchgeführt. Dazu gehört z. B. auch das Führen von Bewegungs- und/oder Lagerungsprotokollen, der Einsatz der Hilfsmittel etc.

Evaluation

- Beleuchtung des Pflegeproblems: Es erfolgt eine erneute fachliche Beurteilung (nicht anhand der Braden- oder Nortonskala) über das bestehende Risiko und die auslösenden Faktoren (Druck).
- Beurteilung der Ressourcen: Es wird beleuchtet, ob die Ressourcen noch wie beschrieben vorhanden sind.
- Beurteilung der Maßnahmen und Ziele: Es wird beurteilt, ob die Maßnahmen zum gewünschten Ergebnis geführt haben, oder ob die Maßnahmen zur Erreichung der Ziele umgestellt und angepasst werden müssen.

Dokumentation (im Strukturmodell)

Wenn Sie bereits auf das Strukturmodell umgestellt haben, schreiben Sie in die SIS®, d. h. Sie tragen in das Themenfeld, in dem Sie die Beobachtung zum Dekubitusrisiko machen, Ihre Beobachtungen, z. B.:

Themenfeld 2:

- Aussage: »Ich weiß, dass ich mich mittags hinlegen und nicht so lange auf einer Stelle sitzen soll.« Einschätzung: Frau T. bewegt sich im Bett umfassend selbst.
  Oder
- Einschätzung: Frau T. ist bemüht mitzuhelfen, kann sich aber nicht ohne Hilfe im Bett drehen. Dekubitusgefahr besteht vorwiegend auf den Liegeflächen und insbesondere an beiden Fersen.

Themenfeld 4:

- Aussage: »Ich habe eine gute Haut, schon immer.« Einschätzung: Herr U. hat eine altersentsprechende Haut, normalen Hautturgor, neigt nicht zu Rötungen.

Themenfeld 5:

- Aussage: »Ich lege meinem Mann immer ein Kissen unter die Fersen, damit er nicht rot wird.« Einschätzung: Die Ehefrau weiß, dass sie die Fersen frei lagern muss und lagert ihren Mann zwischendurch um.
  Oder
- Fachliche Einschätzung: Frau E. neigt zu Rötung auf den Sitzhöckern, sollte nicht so lange sitzen. Der Ehemann möchte aber, dass seine Frau so lange als möglich draußen sitzen bleibt und lässt sich nicht überzeugen, nach drei Stunden eine Druckentlastung über Lageveränderung herbeizuführen.

Neben den Eintragungen in den Themenfeldern ist die Risikomatrix auszufüllen. So sehen Sie, wie sich Ihre Beobachtungen bzw. Erkenntnisse aus dem jeweiligen Themenfeld auf die einzelnen Risiken auswirken. In den Maßnahmenplan/die Tagesstruktur tragen Sie entsprechend die geplanten Maßnahmen ein und führen diese wie geplant durch. Abweichungen schreiben Sie im Pflegebericht mit Begründung nieder. Dieser Plan wird bei allen Veränderungen evaluiert.

Tipp

Ggf. brauchen Sie noch einen Bewegungsplan, der erkennen lässt, wann welche Positionswechsel geplant und durchgeführt wurden.

Wichtig **Bezug zur neuen Qualitätsprüfung**

Bei den Qualitätsindikatoren geht es im QI 4 um die Dekubitusentstehung. Wer also zu viele interne Dekubitus verursacht, wird mit einem schlechten Wert zu diesem QI im Internet stehen.

In der externen Prüfung teil- und vollstationärer Pflegeeinrichtungen wird der Umgang mit dem Thema im Qualitätsaspekt »1.1 Unterstützung im Bereich der Mobilität«* (unter »Risiken«) abgefragt. Ambulant ist mit dem Qualitätsaspekt 2.1 ebenfalls die Frage zur Mobilität und den damit verbundenen Risiken gemeint.**

* MuG, Anlage 1, Prüfbogen A

** Büscher A et al. (2018): Entwicklung der Instrumente und Verfahren für Qualitätsprüfungen nach §§ 114ff. SGB XI und die Qualitätsdarstellung nach § 115 Abs. 1a SGB XI in der ambulanten Pflege. Abschlussbericht Osnabrück/Bielefeld, 20. August 2018., S. 184

4.4 Expertenstandard Schmerzmanagement in der Pflege[41]

Dieser relativ neue Expertenstandard ist die notwendige Zusammenführung des Expertenstandard »akute Schmerzen« mit dem bezüglich chronischer Schmerzen.

4.4.1 Strukturqualität

An die Pflegefachkraft werden folgende Anforderungen gestellt:

- Sie verfügt über das Wissen zur Schmerzeinschätzung.
- Sie weiß, welche Instrumente der Schmerzeinschätzung bei welchen Kunden geeignet sind.
- Sie verfügt über aktuelles Wissen zur Schmerzmedikation.

[41] Deutsches Netzwerk für Qualitätsentwicklung in der Pflege (Hrsg.) (2020): Expertenstandard Schmerzmanagement in der Pflege.

- Sie verfügt über aktuelles Wissen zu schmerzmittelbedingten Nebenwirkungen, deren Prophylaxe und Behandlungsmöglichkeiten.
- Sie kennt nicht-medikamentöse Maßnahmen der Schmerzlinderung sowie deren mögliche Kontraindikationen.
- Sie kann Klienten/Angehörigen informieren und beraten.

4.4.2 Prozessqualität

An die Pflegefachkraft werden folgende Anforderungen gestellt:

- Sie schätzt zu Beginn der Pflege beim Klienten ein, ob es zu erwartende Schmerzen, Schmerzen oder schmerzbedingte Probleme gibt. Ist dies nicht der Fall, wird die Einschätzung in individuell festzulegenden Zeitabständen wiederholt.
- Sie führt bei festgestellten, zu erwartenden Schmerzen oder schmerzbedingten Problemen ein differenziertes Schmerzassessment mittels geeigneter Instrumente durch.
- Sie schätzt bei vorliegenden Schmerzen ein, ob die Schmerzsituation stabil ist. Das entscheidet der Klient am besten immer selbst, denn Schmerzen sind subjektiv. So fühlt sich ein Klient auch nach einer Fraktur nicht besonders durch Schmerzen beeinträchtigt; ein anderer jedoch klagt wegen einer Nagelbettentzündung.
- Sie wiederholt die Einschätzung zu Schmerzen sowie schmerzbedingten Problemen in Ruhe und bei Belastung oder Bewegung in individuell festzulegenden Zeitabständen; das bedeutet, es gibt keine regelhaften Erhebungen. Aussagen wie »Wir machen alle drei Monate ein Schmerzassessment« entbehren jeder Grundlage.
- Sie überprüft den Behandlungserfolg in den Zeitabständen, die dem eingesetzten Analgesieverfahren entsprechen.
- Sie sorgt dafür, dass bei zu erwartenden Schmerzen präventiv ein adäquates Analgesieverfahren erfolgt.
- Sie erfasst und dokumentiert schmerzmittelbedingte Nebenwirkungen und führt in Absprache mit dem zuständigen Arzt Maßnahmen zu ihrer Prophylaxe und Behandlung durch.
- Sie bietet in Absprache mit den beteiligten Berufsgruppen dem Klienten und seinen Angehörigen als Ergänzung zur medikamentösen Schmerz-

therapie nicht-medikamentöse Maßnahmen an und überprüft ihre Wirkung.
- Sie gewährleistet eine zielgruppenspezifische Information, Anleitung und Schulung für den Klienten und seine Angehörigen.

4.4.3 Ergebnisqualität

Wenn die Struktur- und Prozessqualität so ausgeführt werden, ergibt sich aus Sicht der Experten folgendes Ergebnis:

Das Ergebnis

- Für jeden Klienten mit Schmerzen, schmerzbedingten Problemen oder zu erwartenden Schmerzen liegt eine systematische Schmerzeinschätzung (Lokalisation, Qualität, Intensität, auslösende und lindernde Faktoren, schmerzbedingte Probleme) und eine Verlaufsbeschreibung vor.
- Ein individueller Behandlungsplan inkl. Schmerzsituation, Therapieziel, Selbstmanagementkompetenz sowie medikamentöse und nicht-medikamentöse Maßnahmen sind verschriftlicht.
- Der Klient und seine Bezugspersonen sind über die Schmerzsituation informiert und werden bezüglich des Selbstmanagements unterstützt und gefördert.
- Die Maßnahmen im interprofessionellen Team sind koordiniert, die verordnete Medikation in der Einrichtung ist sichergestellt und nicht-medikamentöse Maßnahmen haben sich positiv auf die Schmerzsituation des Klienten ausgewirkt.
- Eine Verlaufskontrolle und Wirksamkeitsprüfung für alle eingeleiteten Maßnahmen liegt vor.
- Die pflegerischen Maßnahmen haben zur Stabilisierung der Schmerzsituation beigetragen und eine Wirksamkeitsprüfung dieser Maßnahmen ist nachvollziehbar dokumentiert.

4.4.4 Vorgehensweise und Dokumentation

Das richtige Vorgehen in der Pflegedokumentation könnte wie folgt aussehen:

Schmerzerfassung

- Fragen Sie jeden Klienten bei der Aufnahme, ob er Schmerzen hat oder diese erwartet oder schmerzbedingte Probleme vorliegen. Wenn nicht, dokumentieren Sie das als Ressource in der Dokumentation (Planung, SIS® oder Pflegebericht) und wiederholen Sie die Abfrage bei der nächsten Evaluation.
- Äußert der Klient Schmerzen und/oder schmerzbedingte Probleme, setzen Sie ein geeignetes Assessment ein.
  - Bei Menschen, die sich klar äußern können, nutzen Sie die NRS (Numerische Rangskala von 1–10). Gibt der Klient in Ruhe einen Schmerz von 3 oder mehr an oder in Belastung/bei Bewegung einen Schmerz von mehr als 5, erheben Sie ein Schmerzprotokoll.
  - Bei Klienten, die Schmerzen nicht klar äußern können, nutzen Sie ein Fremderhebungsbogen (BESD, BISAD, ZOPA). Sind Schmerzen erkennbar, dann sollte ein Protokoll angelegt werden.
- Ein Schmerzprotokoll sollte mindestens dreimal am Tag zu unterschiedlichen Tageszeiten (ambulant: bei jedem Pflegeeinsatz) geführt werden. Das Protokoll soll dem Arzt vorgelegt werden, damit er die Medikation gezielt anpassen kann. Das Protokoll dient also in erster Linie dazu, den Schmerz messbar einzuschätzen und dem Arzt eine Entscheidungsgrundlage vorzulegen.
- Schmerzen, aber auch die schmerzbedingten Probleme erheben:
  - Erheben Sie nicht nur den Schmerz und seine Intensität, sondern beachten Sie auch, dass der Schmerz den Klienten beeinflusst und ggf. einschränkt. Dazu gehören Übelkeit, Müdigkeit, Appetitlosigkeit, Schlafstörungen, Gereiztheit, trockene Haut, trockene Schleimhaut mit höherer Infektanfälligkeit, Obstipation, Bewegungsmangel, Sauerstoffmangel u. a.

Geeignete Maßnahmen planen

- Verabreichen Sie die verordnete Medikation rechtzeitig sowie Bedarfsmedikation vor einem zu erwartenden Schmerz.
- Beschreiben Sie nach der Gabe von Schmerzmitteln den Verlauf, wann und wie das Produkt Wirkung gezeigt hat.
- Ergreifen Sie nicht-medikamentöse Maßnahmen wie Ruhe, Schlaf, Sauerstoffzufuhr, Ablenkung (Musik, Lesen, Spielen) emotionale Unterstützung (Wertschätzung, Mut, Hoffnung) oder äußerlich angewendete feuchte Kälte-Wärmeträger.

Dokumentation (im AEDL-Modell)

- Ressourcen: Fähigkeiten des Klienten dokumentieren. »Meldet sich bei Schmerz.« – »Kann sich mit Musik ablenken.« – »Sucht das Gespräch zur Ablenkung.« – »Geht bei Schmerzen an die frische Luft.« – »Die Tochter macht zur Nacht eine Wärmflasche.« – »Ehemann verabreicht Abführmittel bei Stuhlverhalt von zwei Tagen.« Etc.
- Probleme: »Frau K hat auch in Ruhe Schmerzen im Knie, bewegt sich dadurch wenig, dadurch Kontrakturgefahr rechtes Knie und Obstipationsneigung.«
- Ziele: z. B. »Hat trotz Schmerzmedikation alle drei Tage Stuhlgang ohne Abführmittel« – »Erfährt Linderung durch Kühlung.« – »Kann sich ablenken.«
- Maßnahmen : Gabe der verordneten Schmerzmittel. »Frau K. erläutern, dass Ruhe für das Knie nur momentan gut ist, die Arthrose aber schneller voranschreitet. Kühlakku für zehn Minuten aufs Knie – nach dem Aufstehen, vor dem Schlafengehen. Ablenkende Gespräche führen, gute Themen sind der Hausbau und der Beruf des Sohnes.«
- Durchführung: Verabreichen Sie die verordnete Medikation ohne Verzögerung. Die geplanten Maßnahmen, die exakt benannt und geeignet sind, werden konsequent von allen an dem Pflegeprozess Beteiligten durchgeführt.
- Evaluation: Es erfolgt eine erneute fachliche Beurteilung der Schmerzqualität und -quantität. Beurteilung der schmerzbedingten Probleme und auch schmerzmittelbedingten Nebenwirkungen.

- Beurteilung der Maßnahmen und Ziele: Es wird beurteilt, ob die Maßnahmen zum gewünschten Ergebnis geführt haben, oder die Maßnahmen zur Erreichung der Ziele umgestellt und angepasst werden müssen.

Dokumentation (im Strukturmodell)

In dem Themenfeld, in dem Sie die Beobachtung zum Schmerz (akut oder chronisch) machen, tragen Sie die Beobachtung ein, am besten in wörtlicher Rede, z. B.:

Themenfeld 1:

- Aussage: »Ich habe seit Jahren mit den Knien zu tun – Arthrose. Aber mit den Medikamenten komme ich gut aus.« Einschätzung: Frau L. ist in allen Bereichen orientiert, sie sagt, sie habe keine Probleme durch die Arthrose.
  Oder
- Aussage: »Ich halte das nicht mehr lange aus, jeden Tag woanders Schmerzen, das ist furchtbar. Die Ärzte taugen nichts, ich bin alle durch.« Einschätzung: Herr S. redet immer über Schmerzen, nimmt allerdings keine Medikamente ein. Er freut sich aber auf die tägliche Einreibung.

Themenfeld 3:

- Aussage: »Ich habe eine Trigeminusneuralgie, die schmerzt immer wieder mal, aber nicht durchgehend.« Einschätzung: Frau T. meldet sich, wenn sie Hilfe benötigt oder Schmerzmittel braucht.
  Oder
- Aussage: »Ich bin gesund, ich brauche nichts.« Einschätzung: Frau P. hat Deformierungen beider Hände und aller Finger, dies deutet auf Schmerzzustände hin. Sie gibt keine Schmerzen direkt an, man bemerkt aber nach Schmerzmittelgabe entspanntere Gesichtszüge an Frau P.
  Oder
- Einschätzung: Frau K. kann sich nicht mehr äußern. Beim Mobilisieren aus dem Bett verzieht sie mitunter das Gesicht, was auf Schmerzen im Bewegungsapparat deuten könnte. Die Schmerzmittel werden 30 Minuten vor Transfer verabreicht.

Neben den Eintragungen in den Themenfeldern ist dann noch die Risikomatrix auszufüllen. So sehen Sie, wie sich Ihre Beobachtungen oder Erkenntnisse aus dem jeweiligen Themenfeld auf die einzelnen Risiken auswirken.

In den Maßnahmenplan oder die Tagesstruktur tragen Sie entsprechend die geplanten Maßnahmen ein und führen diese wie geplant durch. Abweichungen werden im Pflegebericht mit Begründung niedergeschrieben. Dieser Plan wird bei allen Veränderungen evaluiert.

Wichtig **Bezug zur neuen Qualitätsprüfung**

In der Tagespflege sowie der vollstationären Pflege sind die Fragen rund um den Schmerz unter dem Punkt 2.2. in der entsprechenden QPR zu finden. Hierzu die beiden Leitfragen:

Stationär*:
1. Ist die Schmerzsituation der versorgten Person fachgerecht erfasst worden?
2. Erhält die versorgte Person eine fachgerechte Unterstützung zur Schmerzbewältigung?

Tagespflege:**
1. Ist die Schmerzsituation des Tagespflegegastes fachgerecht erfasst worden?
2. Erhält der Tagespflegegast eine fachgerechte Unterstützung zur Schmerzbewältigung?

Ambulant*:**
Gibt es keine separate Frage zu Schmerz, sondern es wird unter der Frage 1.2 »Erfassung von und Reaktion auf Risiken und Gefahren« alles an Expertenstandards abgefragt.

* QPR Vollstationär, S. 39
** QPR Tagespflege
*** Büscher 2018, Anhang 2a Seite 7

4.5 Expertenstandard Sturzprophylaxe in der Pflege[42]

Dieser Standards ist aus dem Jahr 2013. Die drei Ebenen der Struktur-, Prozess- und Ergebnisqualität kennen die meisten Einrichtungen (ambulant, teil- oder vollstationär), aber die Umsetzung gelingt nicht immer gut, wenn die Qualitätsebenen nicht aufeinander abgestimmt sind.

4.5.1 Strukturqualität

An die Pflegefachkraft werden folgende Anforderungen gestellt:

- Sie verfügt über das nötige theoretische Wissen Sturzrisikofaktoren zu erkennen und einzuschätzen.
- Sie kann Klienten/Angehörige über Risiken beraten.
- Sie kennt geeignete Mittel zur Intervention (kann gegensteuern).
- Sie kennt Mittel zur Minimierung von Sturzfolgen.
- Sie ist zur Analyse der Sturzrisiken in der Lage.
- Sie bezieht bei Bedarf externe Fachkräfte mit ein.
- Sie beurteilt die Effektivität der ergriffenen Maßnahmen.
- An die Einrichtung werden folgende Anforderungen gestellt:
  - Sie gewährleistet (ambulant: empfiehlt!) geeignete Hilfsmittel und technische Hilfen.
  - Sie ermöglicht (ambulant: empfiehlt!) zielgruppenorientierte Interventionsmöglichkeiten.
  - Sie ist zur Koordination der Interventionen autorisiert (nicht ambulant).

[42] Deutsches Netzwerk für Qualitätsentwicklung in der Pflege (Hrsg.) (2013): Expertenstandard Sturzprophylaxe in der Pflege. 1. Aktualisierung, Osnabrück.

4.5.2 Prozessqualität

An die Pflegefachkraft werden folgende Anforderungen gestellt:
- Sie beurteilt das Sturzrisiko des Klienten systematisch und unmittelbar bei Übernahme der Pflege und in Folge der Versorgung. Hierzu bedarf es keines Formulars. Die Fachkraft schaut nach den personenbedingten, umfeldbedingten oder medikamentös bedingten Risikofaktoren und inwieweit diese auf den Klienten und ein erhöhtes Sturzrisiko einwirken.
- Sie informiert den Klienten/Angehörigen über vorliegende Risikofaktoren.
- Sie entwickelt mit dem Klienten/Angehörigen, ggf. Externen individuelle Maßnahmen.
- Sie dokumentiert systematisch jeden Sturz, analysiert diesen und leitet ggf. weitere Maßnahmen ein.

An die Einrichtung werden folgende Anforderungen gestellt:
- Sie gewährleistet (ambulant: empfiehlt!) gezielte Interventionen, in Absprache mit anderen Berufsgruppen.
- Sie sorgt für (ambulant: empfiehlt!) individuelle Umgebungsanpassung und Einsatz von Hilfsmitteln.

4.5.3 Ergebnisqualität

An die Pflegefachkraft werden folgende Anforderungen gestellt:
- Sie ermittelt Sturzrisikofaktoren und erfasst sie systematisch.
- Sie informiert Klienten/Angehörige über die Risikofaktoren.
- Sie leitet individuelle Maßnahmen zur Risikominimierung ein und dokumentiert sie.
- Sie setzt geeignete Hilfsmittel ein.
- Sie achtet darauf, dass Umgebung, Maßnahmen und Hilfsmittel dem individuellen Risiko angepasst sind.
- Sie achtet darauf, dass den beteiligen Berufsgruppen das individuelle Risiko bewusst ist.
- Sie sorgt dafür, dass jeder Sturz erfasst wird, sodass der Einrichtung nachvollziehbare Daten zu Häufigkeit, Umständen und Folgen von Stürzen vorliegen.

Risiken bzw. Risikofaktoren können laut Experten im Wesentlichen folgende Faktoren sein:

- Funktionseinbußen (z. B. Gehbehinderung, Sehschwäche),
- Beeinträchtigung des Gedächtnisses (jemand vergisst, was er nicht kann oder noch kann),
- Erkrankung innerer Organe die Schwindel/Ohnmacht auslösen können (z. B. morgens niedriger Blutdruck),
- Ausscheidungsprobleme wie Drangblase/Nykturie (z. B. wer nachts zur Toilette muss, hat es eilig und ist evtl. schlaftrunken),
- Angst vor Stürzen (Ängste haben Unsicherheit als Begleiterscheinung),
- Hilfsmittelanwendung (z. B. Rollator ist ungeeignet oder wird vergessen),
- Schuhe und Kleidung (z. B. offene, heruntergetretene Schuhe, zu lange Hosenbeine),
- Medikamente (z. B. sedierende Mittel oder Schlafmittel),
- Umgebungsgefahren (Stolperquellen, Treppen, Licht, glatte oder unebene Böden etc.).

Info

Es kommt wesentlich darauf an, wie der Klient mit seinen Risikofaktoren umgeht. Es gibt Klienten mit fünf Risikofaktoren, die nicht häufiger stürzen als Sie und ich. Und es gibt Klienten ohne nennenswerte Faktoren, die mehrfach im Monat stürzen.

Jeder Mensch hat ein potenzielles, allgemeines Sturzrisiko. Ob ein Klient ein erhöhtes Sturzrisiko hat, ergibt sich erst unter Beachtung der Risikofaktoren in Bezug auf diesen konkreten Klienten.

4.5.4 Vorgehensweise und Dokumentation

Es ist nicht sinnvoll, irgendeine Bewertungsskala auszufüllen, die einen beliebigen Punktwert ergibt. Es ist vielmehr wichtig, sich den einzelnen Risikofaktoren zu widmen, die ein Klient haben kann.

Wenn diese Risiken ermittelt sind, müssen Sie mit dem Klienten/Angehörigen sprechen. Falls an den Ursachen etwas zu ändern ist, können Sie gemeinsame Strategien entwickeln, diesen Problemen zu begegnen. Selbst wenn ein Klient keine Veränderung mitmachen möchte, muss die Einrichtung/Pflegekraft wenigstens nachweisen können, dass sie sich um die Lösung des Problems bemüht hat.

Meine Empfehlung lautet, entsprechend des Pflegeprozesses vorzugehen:

1. Pflegeprozess nach Fiechter & Meier
   a) Informationen sammeln, z. B. entsprechend dem Expertenstandard die Risikofaktoren ermitteln oder eigenes System nutzen.
   b) Ressourcen erkennen und dokumentieren, Probleme definieren
   Die Ressourcen (Fähigkeiten und Möglichkeiten) spielen eine große Rolle. Für alles, was der Klient selbstbestimmt für sich regelt, muss weder die Einrichtung noch die Pflegekraft die Verantwortung übernehmen. Wer allein entscheidet, auf seinen Bettvorleger nicht zu verzichten, hat auch allein das Risiko zu tragen. Wer allein im Zimmer herumläuft, hat auch die Möglichkeit zu fallen usw. Es empfiehlt sich dringend, immer zuerst die Ressourcen zu beschreiben, denn viele Pflegekräfte neigen dazu, aus einem körperlichen Defizit sofort ein Problem zu definieren. Wenn man die Ressource zuerst beschrieben hat (z. B.: »Frau X. zieht das rechte Bein nach, läuft aber selbstständig im Zimmer umher«), kommt man nicht mehr auf die Idee, aus diesem Humpeln ein Problem machen zu wollen.
   Wenn die Ressource beschrieben ist und dennoch ein Problem übrigbleibt, muss dieses so präzise wie möglich beschrieben werden. Also statt »bewegungseingeschränkt und sturzgefährdet« besser das Gangbild, das Gehvermögen, die Hilfsmittelnutzung und das Verhalten des Klienten beschreiben.

c) Maßnahmen planen
Auch bei der Maßnahmenplanung müssen Sie realistisch und achtsam vorgehen. Es können nur Maßnahmen geplant werden, die auch durchführbar sind. Pauschale Formulierungen wie »Beaufsichtigen« oder »beim Gehen begleiten« müssen dringend vermieden werden. Besser wäre klarzumachen, was, wann und wie die einzelne Maßnahme für diesen Klienten aussieht. Z. B. »beim Gehen zum Badezimmer begleiten« oder »beim Zubettgehen beaufsichtigen«.

d) Maßnahmen durchführen
Alles, was an Maßnahmen geplant wurde, muss auch so durchgeführt werden. Eine Pflegeplanung ist insofern eine verbindliche Handlungsanweisung für die Pflegekräfte. Wer nach AEDL plant, benötigt einen Durchführungsnachweis, der die Prophylaxen bestätigt. Wer nach dem Strukturmodell arbeitet, hat keinen Nachweis mehr, sondern der Maßnahmenplan/Tagesstruktur gilt als geplant und durchgeführt.
Alle Abweichungen vom Plan (ob AEDL oder Strukturmodell) müssen im Pflegebericht dokumentiert und begründet werden.

e) Evaluation
Die Auswertung rundet den Pflegeprozess bekanntlich ab, schließt ihn aber nicht! Bei der Evaluation sollen alle Prozessschritte noch einmal überprüft werden. Der Pflegeprozess wird dabei von hinten aufgerollt und jeder Prozessschritt einzeln betrachtet.

Der Problemlösungsprozess oder Pflegeprozess nach Fiechter & Meier (▶ Abb. 10) wird nun vom Ende her betrachtet. Es werden folgende Fragen gestellt:

- Werden die Maßnahmen weiter so durchgeführt, wie sie geplant waren? Decken sich Planung und Durchführungsnachweis? Hierzu benötigen Sie Durchführungs-, Leistungsnachweise, Trinkprotokolle, Bewegungs-, Lagerungsprotokolle etc.
- Welche Ziele wurden erreicht, welches Ergebnis der Pflege liegt vor, was konnte dank guter Pflege erreicht werden? Hierzu müssen Sie im Pflegebericht einige Tage/Wochen zurückblättern und schauen, ob und was derzeit an Ergebnissen festgestellt werden kann

- Stimmen die Probleme noch so, wie sie formuliert wurden oder sind neue hinzugekommen? Auch hierzu dienen der Pflegebericht, aber auch andere Blätter wie Wunddokumentation, Durchführungs- und Leistungsnachweise, Trink-, Bewegungs- und Lagerungsprotokolle.
- Sind die Ressourcen noch so vorhanden, wie sie in der Planung stehen oder haben sie sich geändert? Auch hier dienen alle Blätter als Information.
- Gibt es neue Informationen oder Erkenntnisse? Dies lesen Sie in erster Linie aus dem Pflegebericht oder aus den bereits genannten Protokollen. 4

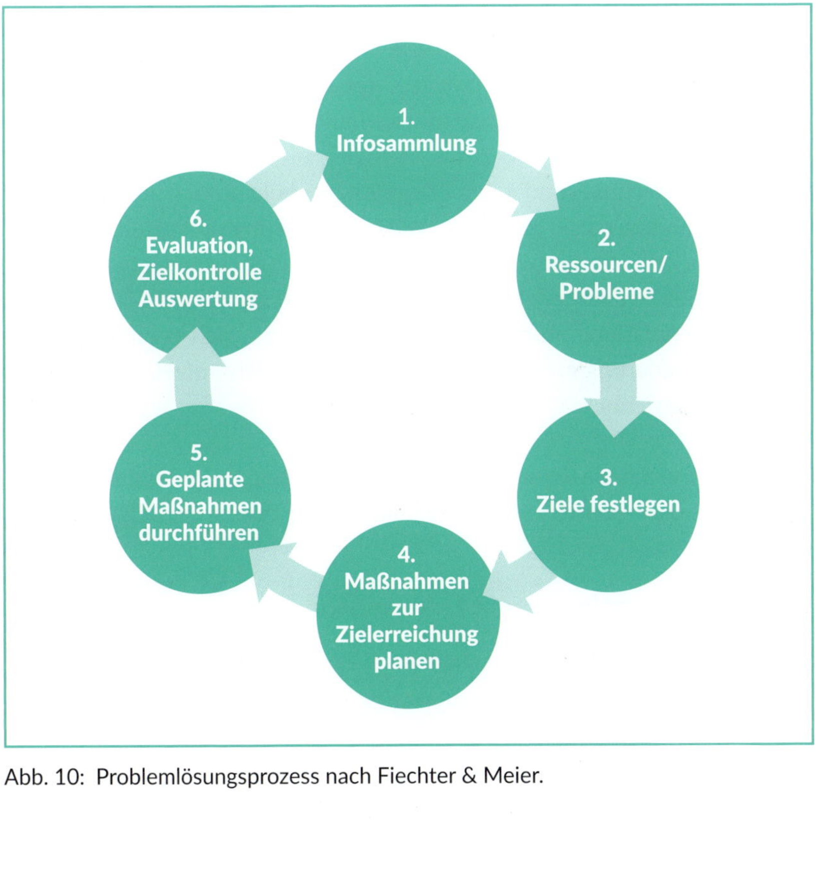

Abb. 10: Problemlösungsprozess nach Fiechter & Meier.

1. Pflegeprozess des Strukturmodells
   a) Informationen sammeln, z. B. die Risikofaktoren entsprechend des Expertenstandards
   b) Ressourcen erkennen und dokumentieren, Probleme definieren
   Die Ressourcen (Fähigkeiten und Möglichkeiten) spielen eine ebenso große Rolle wie die Probleme (wie im Pflegeprozess nach Fiechter & Meier). Wenn ein Problem in einem Themenfeld besteht, muss in der Risikomatrix entsprechend ein Kreuz bei »ja« stehen. Bestehen nur Ressourcen, gibt es im entsprechenden Themenfeld bei Sturzrisiko ein »nein«.
   c) Maßnahmen planen
   Wenn ein Problem erkannt wurde, ist entsprechend eine Maßnahme zu planen, eben eine Prophylaxe, ggf. auch nur eine Beratung, wenn der Klient keine Prophylaxe möchte/duldet.
   d) Evaluation
   Die Auswertung rundet den Pflegeprozess bekanntlich ab. Werden die Maßnahmen so durchgeführt, wie im Maßnahmenplan dokumentiert, gab es keine Veränderung beim Klienten. Ist er nicht gestürzt, bedarf es keiner Evaluation. Haben sich Kleinigkeiten verändert, ist die Maßnahmenplanung an der Stelle anzupassen, die sich veränderte. Diese Veränderung ergibt sich in der Regel aus den Aufzeichnungen des Pflegeberichts.

Gibt es weitreichende Veränderungen beim Klienten, bedarf es einer großen Evaluation. Das bedeutet, SIS® und Maßnahmenplanung anzupassen.

Fazit **Nicht immer gibt es Veränderungen**

Im Expertenstandard steht in der Prozess- und der Ergebnisqualität, dass jeder Sturz analysiert wird. Das bedeutet nicht zwangsläufig, dass nach einem Sturz eine Veränderung der Maßnahmen durchgeführt werden muss. Möglicherweise ist der Sturz ein einmaliges Ereignis.

Dokumentation (im AEDL-Modell)

AEDL 1: Kommunizieren können

Hier könnten Stichwörter stehen, wie:

- Brille: Klient hat eine alte Brille, nutzt Brille nicht immer
- Sehvermögen: nahezu/vollständig erblindet
- Sehvermögen: Tiefenschärfe fehlt (falsch eingeschätzte Entfernung oder Höhe von Stufen etc.)
- Orientierung: Klient vergisst seine Beeinträchtigung; vergisst, was er nicht kann; überschätzt seine Fähigkeiten wie folgt: ...

AEDL 2: Sich bewegen können

Hier muss die realistische Einschätzung der Fähigkeiten, des Geh- und Stehvermögens durch die Pflegekräfte stehen, positiv formuliert:

- Weitere beeinflussende Faktoren wie Hilfsmittelnutzung, Bewegungseinschränkungen sollten detailliert dargelegt werden.
- Versorgung mit adäquaten Hilfsmitteln wie Gehstock, Rollator usw.
- Probleme bei der Einsicht in Hilfsmittelnutzung, Wohnraumanpassung, Umfeldanpassung durch den Klienten nennen.
- Erhöhten Bewegungsdrang darlegen.

AEDL 3: Vitale Funktionen des Lebens aufrechterhalten können

Hier gilt es ebenfalls, auf die Ressourcen Bezug zu nehmen.

- Hier müssen weitere Risiken aufgenommen werden, die durch eine Medikamenteneinnahme hervorgerufen werden. Deshalb auf Beipackzettel der vom Klienten einzunehmenden Medikamente achten (sedierende und harntreibende Medikamente erhöhen ggf. das Risiko)
- Weiteres Stichwort: niedriger Blutdruck ist oft gleichbedeutend mit Schwindel, dieser stellt unter Umständen ein Risiko dar.

AEDL 4: sich pflegen können

- Beim Waschen kann sich jemand gefährden, wenn er beim Waschen das halbe Bad unter Wasser setzt, ebenso beim Ein- oder Aussteigen in die Dusche/Badewanne etc.
- Beim An- und Auskleiden können Kleidungsstücke ein Hinderungsgrund für sicheres Stehen sein oder die Kleidung ist unpassend und jemand tritt z. B. auf den Saum seiner Hose.

AEDL 5: Essen und trinken können

- Auf den Ernährungszustand (Kraft) achten.
- Alles für den Klienten in Reichweite stellen, Nahrungsaufnahme ohne große Hürden und Hindernisse ermöglichen.

AEDL 6: Ausscheidung regeln können

- Vermehrter Harndrang,
- harntreibende Mittel,
- wiederkehrende Durchfälle,
- nächtlich vermehrtes Wasserlassen.
- Inkontinenz: Wenn jemand schnell zur Toilette muss, agiert er überhastet. Wenn jemand schon auf dem Weg zur Toilette Tröpfchen verliert, kann er darin ausrutschen. Nutzt jemand den Toilettenstuhl und beherrscht den Transfer nicht sicher oder geht nachts im Dunkeln zur Toilette, erhöht er sein Sturzrisiko.

AEDL 7: Sich kleiden können

Insbesondere:

- Schuhwerk, wünschenswert wäre angemessenes und festes Schuhwerk.
- Hilfsmittel wie Stoppersocken (nachts).
- Ggf. Versorgung mit Hüftprotektorhose, wenn dadurch ein Schaden nach Sturz vermieden werden kann.

AEDL 8: Ruhen und Schlafen können

- Einhaltung der Nachtruhe bzw. jemand steht immer wieder auf, obwohl er müde und erschöpft ist,
- nächtlicher Harndrang,
- fehlende Ruhephasen, rastloses Laufen etc.

AEDL 11: Für eine sichere Umgebung sorgen können

- Beleuchtung, insbesondere bei nächtlichem Aufstehen aus dem Bett
- Barrieren im Zimmer, Teppiche (dicke, aufgerollte Ecken), lose Kabel etc.
- Verkennen und/oder Erkennen von Gefahren
- freiheitsentziehende Maßnahmen: nur im Notfall und mit Einverständnis des Klienten oder nach richterlicher Genehmigung. Beim Bettgitter muss z. B. ein Hinübersteigen vermieden werden

AEDL 12: Soziale Bereiche des Lebens sichern können

Personen im Umfeld des Klienten können maßgeblich Einfluss auf die Erhöhung des Sturzrisikos haben, z. B.

- Mitbewohner/Angehörige, die Gegenstände als Stolperfalle im Raum liegen lassen.
- Partner, die bestimmte Teppiche, Läufer etc. behalten wollen.
- Ein Haustier, das zwischen den Beinen umherläuft, etc.

AEDL 13: Existenzielle Erfahrungen des Lebens

Zu dieser AEDL passen Aussagen zur Auswirkung der Erkrankungen, insbesondere:

- Depression/Niedergeschlagenheit,
- Ängste (z. B. auch vor einem Sturz).

Nach diesen Feststellungen kann man entsprechend des definierten Problems versuchen, Maßnahmen anzubieten und umzusetzen. Aber bitte immer nur im Rahmen des Möglichen! Dieses Mögliche ist im ambulanten Bereich nun mal viel begrenzter als im teil- oder vollstationären Bereich.

Dokumentation (im Strukturmodell)

SIS®

In dem Themenfeld, in dem Sie die Beobachtung zum erhöhten Sturzrisiko machen, tragen Sie die Beobachtung ein (siehe Beispiele beim AEDL-Modell), natürlich möglichst in wörtlicher Rede, z. B.:

Themenfeld 1:

- Aussage: »Ich habe Angst zu fallen, ich warte lieber bis jemand kommt, wenn ich mir was tue, kann ich vielleicht gar nicht mehr laufen.« Einschätzung: Frau L. ist in allen Bereichen orientiert, sie geht kein Risiko ein und holt sich Hilfe.

  Oder
- Aussage: »Ich weiß, was ich tue, ihr jungen Dinger habt doch keine Ahnung.« Einschätzung: Herr S. überschätzt seine Fähigkeiten, vergisst Hilfe zu holen oder seine Hilfsmittel.

Themenfeld 2:

- Aussage: »Ich nehme den Rollator nicht gern, so alt bin ich ja noch nicht.« Einschätzung: Frau T. nimmt den Rollator nur zum Einkaufen außer Haus, in der Wohnung nutzt und benötigt sie ihn nicht zwingend.
  Oder
- Aussage: »Ich bin gewohnt in Hausschuhen zu gehen, die sind bequem.« Einschätzung: Frau P. geht mit Hausschuhen sicher und selbständig, ist bisher nicht gestürzt.
  Oder
- Einschätzung: Frau K. steht zu schnell auf, ist eher ungeduldig und dadurch kam es bereits in der Vergangenheit zu Stürzen. Sie wartet nicht ab und klingelt auch nicht.

Themenfeld 5:

- Aussage: »Abends kommt der Läufer vorm Bett weg, es ist zu gefährlich, wenn man nachts raus muss. Aber tagsüber leg ich den wieder hin, sieht schöner aus.« Einschätzung: Frau A. weiß, dass sie über den Läufer stolpern könnte und geht kein Risiko ein.

Neben den Eintragungen in den Themenfeldern ist dann noch die Risikomatrix auszufüllen. Man schaut, wie sich die Beobachtungen oder Erkenntnisse aus dem jeweiligen Themenfeld auf die einzelnen Risiken auswirken.

In den Maßnahmenplan oder die Tagesstruktur trägt man entsprechend die geplanten Maßnahmen ein, führt diese wie geplant durch. Abweichungen werden im Pflegebericht mit Begründung

Wichtig **Bezug zu den neuen Qualitätsindikatoren**

Bei den Qualitätsindikatoren geht es im QI 5 um Stürze und schwerwiegende Folgen. In der externen Prüfung stationär wird die Sturzgefahr unter dem Qualitätsaspekt »1.1 Mobilität« und den damit einhergehenden Risiken vom Prüfer erfragt.* In der ambulanten Pflege gehört der Umgang mit Sturzrisiken in den Qualitätsaspekt 2.1** Mobilität und Umgang mit Risiken.

Bezug zur neuen Qualitätsprüfung
In der Tagespflege sowie der vollstationären Pflege sind die Fragen rund um einen Sturz unter dem Punkt 1.1. in der entsprechenden QPR zu finden. Hierzu die beiden Leitfragen:

Stationär*** und **Tagespflege******:

1. Wurden die vorliegenden Mobilitätsbeeinträchtigungen bei der Einschätzung gesundheitlicher Risiken berücksichtigt?
2. Entspricht die Unterstützung im Bereich der Mobilität den Erfordernissen, die aus der individuellen Risikosituation erwachsen?
3. Werden zielgerichtete Maßnahmen zur Erhaltung und Förderung der Mobilität durchgeführt, die auf die noch vorhandenen Fähigkeiten und Bedürfnisse der versorgten Person abgestimmt sind?

Ambulant*****:
Gibt es keine separate Frage zu Sturz, sondern es wird unter der Frage 1.2 »Erfassung von und Reaktion auf Risiken und Gefahren« alles an Expertenstandards abgefragt.

* MuG, Anlage 1, Prüfbogen A
** Vgl. Büscher et al. 2018, S. 180
*** QPR Vollstationär, S. 28
**** QPR Tagespflege, S. 4
***** Büscher et al. 2018, Anhang 2a Seite 7

4

4.6 Expertenstandard Förderung der Harnkontinenz in der Pflege[43]

Es gibt kaum einen Expertenstandard, der mehr ignoriert wird. Das liegt vermutlich daran, dass wir in der Altenpflege merken, dass die meisten Klienten bereits inkontinent sind und wir glauben, wir könnten an diesem Zustand nichts ändern.

Die Umsetzung dieses Expertenstandards ist meist nur durch den Verweis auf den Status der Inkontinenz erkennbar. Richtig umgesetzt und angewendet finde ich diesen Standard in der Praxis nicht.

Tab. 16: Kontinenzprofile

Profil	Kennzeichen	Beispiel
Kontinent	• Kein unfreiwilliger Harnverlust • Keine personelle Hilfe bei der Ausscheidung erforderlich • Kein Hilfsmittel erforderlich	
Unabhängig erreichte Kontinenz	• Kein ungewollter Harnverlust • Keine personelle Hilfe • Selbstständige Durchführung von Maßnahmen rund um die Kontinenz	Nutzt selbstständig Hilfsmittel wie Toilettenstuhl etc.
Abhängig erreichte Kontinenz	• Kein ungewollter Harnverlust • Personelle Hilfe bei der Durchführung von Ausscheidung erforderlich	Begleitung bei Toilettengängen, Umsetzen auf Toilette, Toilettenstuhl etc.
Unabhängig kompensierte Inkontinenz	• Unwillkürlicher Harnverlust • Keine personelle Unterstützung bei der Versorgung mit Inkontinenzprodukten	Ist inkontinent, kann aber die Inkontinenzprodukte selbstständig wechseln

[43] Deutsches Netzwerk für Qualitätsentwicklung in der Pflege (Hrsg.) (2014): Expertenstandard Förderung der Harnkontinenz in der Pflege, 1. Aktualisierung. Osnabrück.

Profil	Kennzeichen	Beispiel
Abhängig kompensierte Inkontinenz	• Unwillkürlicher Harnverlust • Personelle Hilfe bei der Inkontinenzmittelanwendung erforderlich	Ist inkontinent, verliert spontan Urin, braucht Hilfe bei der Versorgungmit Inkontinenzprodukten
Nicht kompensierte Inkontinenz	• Ungewollter Harnverlust • Ohne Inanspruchnahme von personeller Hilfe	Ist inkontinent, akzeptiert aber keine Hilfe oder Inkontinenz-produkt

4.6.1 Strukturqualität

An die Pflegefachkraft werden folgende Anforderungen gestellt:

- Sie hat das Wissen, Risikofaktoren sowie die Anzeichen einer Harninkontinenz zu erkennen.
- Sie kann die Probleme im Umgang mit der Harninkontinenz erkennen.,
- Sie berät den Klienten/Angehörigen bezgl. Vorbeugung, Beseitigung und der Verringerung rund um einer Harninkontinenz.
- Sie verfügt über aktuelles Wissen auch rund um Hilfsmittel.

4.6.2 Prozessqualität

An die Pflegefachkraft werden folgende Anforderungen gestellt:

- Sie ermittelt unmittelbar zu Beginn der Pflege die Risikofaktoren sowie Anzeichen für eine Harninkontinenz. Diese Einschätzung wiederholt sie bei Veränderungen der Situation des Klienten.
- Sie führt bei Erkennen von Kontinenzproblemen eine differenzierte Einschätzung durch und koordiniert mit dem Arzt die erforderliche Diagnostik.
- Sie informiert und berät den Klienten sowie sein Umfeld über Maßnahmen zur Vorbeugung und/oder Kompensation der Kontinenzprobleme.
- Sie koordiniert das multidisziplinäre Team.
- Sie überprüft in Abständen den Erfolg der Maßnahmen.

4.6.3 Ergebnisqualität

Wenn die Struktur- und Prozessqualität so ausgeführt werden, ergibt sich aus Sicht der Experten folgendes Ergebnis:

- Alle Risikofaktoren sind identifiziert.
- Eine differenzierte Einschätzung der Risikofaktoren liegt vor, Probleme der Kontinenz sind erfasst.
- Der Klient und seine Bezugspersonen sind informiert und beraten.
- Der individuelle Unterstützungsbedarf sowie die individuellen Hilfsmittel sind geplant und umgesetzt.
- Das angestrebte Kontinenzprofil ist erreicht bzw. der Status quo erhalten. Die größtmögliche Selbstständigkeit des Klienten ist sichergestellt

4.6.4 Vorgehensweise und Dokumentation

Risikoerhebung

- Welche Risiken für eine Harninkontinenz liegen vor?
- Welche Kontinenzprobleme liegen vor?
- Welches Kontinenzprofil liegt vor?
- Wie geht der Klient mit den Problemen um?

Geeignete Maßnahmen planen:

- Unterstützungsbedarf planen bei größtmöglicher Selbstbestimmung und Selbstständigkeit des Klienten.
- Vorhandene Hilfsmittel auf Tauglichkeit und korrekten Einsatz überprüfen.
- Fehlende Hilfsmittel mit Klienten/Angehörigen/Pflegepersonen absprechen und beim Arzt/Zulieferer bestellen (oder besorgen lassen). Steht eine Einstufung bevor, so muss der Gutachter in der Einstufung eine Empfehlung zu einem Pflegehilfsmittel vornehmen[44].

[44] Vgl. BRi, S. 184

Dokumentation (im AEDL-Modell)

Pflegeplanung

- Ressourcen: Fähigkeiten des Klienten dokumentieren, z. B.: »Meldet sich, wenn sie zur Toilette muss.« – »Rutscht unruhig auf dem Stuhl herum, wenn er zur Toilette muss.«
- Probleme: z. B: »Hat eine abhängig kompensierte Harninkontinenz, merkt nicht, wenn er zur Toilette muss, meldet sich nicht, wenn er nass ist« etc.
- Ziele: z. B. »Merkt, wenn sie nass ist.« – »Hautirritationen sind vermieden.«
- Maßnahmen: z. B. »Klingel in Reichweite legen, ermutigen stets zu klingeln, wenn sie Harndrang verspürt«. – »Urinflasche nachts an den Bettrahmen hängen, damit er drankommt.« Toilettengänge zu folgenden Uhrzeiten anbieten: nach dem Aufstehen, vor jedem Essen, vor dem Zubettgehen

Durchführung:

- Die geplanten Maßnahmen, die individuell benannt sind, werden konsequent von allen am Pflegeprozess Beteiligten durchgeführt. Dazu gehört z. B. auch, dass zu Beginn für wenige Tage ein Miktionsprotokoll geführt werden kann, zur Erfassung des individuellen Entleerungsrhythmus.

Evaluation

- Beleuchtung des Pflegeproblems: Es erfolgt eine erneute fachliche Beurteilung über bestehende/s Inkontinenzrisiko/Harninkontinenz sowie erneute Einschätzung des Kontinenzprofils.
- Beurteilung der Ressourcen: Es wird beleuchtet, ob die Ressourcen noch wie beschrieben vorhanden sind.
- Beurteilung der Maßnahmen und Ziele: Es wird beurteilt, ob die Maßnahmen zum gewünschten Ergebnis geführt haben oder ob sie zur Erreichung der Ziele umgestellt und angepasst werden müssen.

Dokumentation (im Strukturmodell)

Wer auf das Strukturmodell umgestellt hat, schreibt in der SIS® seine Beobachtungen zur Harnkontinenz in das Themenfeld, in dem er die Beobachtung gemacht hat, z. B.:

Themenfeld 1:

- Aussage: »Ich bin froh euch zu haben, ich kann mich immer melden.« Einschätzung: Frau H. klingelt, wenn sie etwas benötigt oder zur Toilette muss.
  Oder
- Aussage: »Lass mich in Ruhe, ich brauch euch nicht.« Einschätzung: Herr P. überschätzt seine Fähigkeit aufgrund seiner demenziellen Erkrankung. Er fordert keine Hilfe an, auch nicht beim Toilettengang.

Themenfeld 3:

- Aussage: »Nach sieben Kindern bin ich nicht mehr richtig dicht.« (lacht) Einschätzung: Frau G. hat einen Gebärmuttervorfall, die Mutterbänder sind ausgeleiert, sie hat eine kompensierte Harninkontinenz und trägt Inkoprodukte.

Themenfeld 4:

- Aussage: »Ich muss nachts raus, aber der Weg zur Toilette ist weit.« Einschätzung: Frau Ü. hat einen Toilettenstuhl neben dem Bett, nutzt ihn in der Nacht selbstständig.
  Oder
- Aussage: »Mit meinen Händen ist nichts mehr los, ich habe weder Kraft noch Gefühl in den Fingern.« Einschätzung: Frau J. kann sich die Kleidung nicht herunterziehen, nässt so immer wieder ein, weil niemand da ist, der ihr hilft.
  Oder
- Aussage: »Ich komme allein zurecht.« Einschätzung: Frau Z. ist inkontinent, akzeptiert kein Inkontinenzprodukt. Sie riecht nach Urin, die Kleidung zeigt Flecken getrockneten Urins, aber sie nimmt keine Hilfe an. Versuchsweise einen Stapel Baumwolllappen ins Bad gelegt, diese nimmt sie teilweise als Einlage in die Unterhose.

Neben den Eintragungen in den Themenfeldern ist dann noch die Risikomatrix auszufüllen. Man schaut, wie sich die Beobachtungen oder Erkenntnisse aus dem jeweiligen Themenfeld auf die einzelnen Risiken auswirken.

In den Maßnahmenplan/die Tagesstruktur trägt man entsprechend die geplanten Maßnahmen ein und führt diese wie geplant durch. Abweichungen werden im Pflegebericht mit Begründung niedergeschrieben. Dieser Plan wird bei allen Veränderungen evaluiert.
Ggf. benötigt man noch einen Miktionsprotokoll für einige Tage. Darauf lassen sich die individuellen Ausscheidungsgewohnheiten erkennen. Bei inkontinenten Menschen, die sich wegen Harndrangs nicht melden, kann im Miktionsprotokoll notiert werden, wann das Produkt wie weit gefüllt war. Daran erkennt man ebenfalls den Ausscheidungsrhythmus und kann entsprechend die Maßnahmen anpassen. So muss man in Pflegeheimen nicht routinemäßig zwei- bis dreimal nachts nachschauen, sondern eben individuell.

Wichtig **Bezug zur Qualitätsprüfung**

Der Qualitätsaspekt 1.3 in der externen Prüfung stationär* und der Qualitätsaspekt 2.7 ambulant** befassen sich mit dem Thema Kontinenzförderung und -profil. Hier sollte man prüfsicher sein, indem man den Expertenstandard umsetzt. Wenn man das Kontinenzprofil nicht namentlich nennt, muss man wenigsten die Ausprägung der Kontinenz nennen. Z. B. statt »Abhängig kompensierte Inkontinenz« kann man schreiben: »Frau K. merkt nicht, wenn sie eingenässt hat, erhält Hilfe…«

Bezug zu den neuen Qualitätsindikatoren
Bei den Qualitätsindikatoren spielt der Umgang mit Kontinenzförderung und der Umgang mit Inkontinenz keine Rolle.

In der externen Prüfung wird das Thema in der Tagespflege wie auch stationär unter dem Qualitätsaspekt »1.3 Kontinenzförderung« und den damit einhergehenden Risiken vom Prüfer erfragt.*** In der ambulanten Pflege wird der Umgang mit dem Thema in den Qualitätsaspekt 2.7**** unter Unterstützung bei der Ausscheidung beleuchtet.

In der Tagespflege sowie vollstationären Pflege sind die Fragen rund um Kontinenz unter dem Punkt 1.3. in der entsprechenden QPR zu finden. Hierzu die beiden Leitfragen:

Stationär***

1. Wurde die Kontinenz der versorgten Person zutreffend erfasst?
2. Werden geeignete Maßnahmen zum Kontinenzerhalt, zur Unterstützung bei Kontinenzverlust oder beim Umgang mit künstlichen Ausgängen durchgeführt?
3. Werden erforderliche Hilfsmittel fachgerecht eingesetzt?

Tagespflege****:**

1. Wurde die Kontinenz des Tagespflegegastes zutreffend erfasst?
2. Werden geeignete Maßnahmen zum Kontinenzerhalt, zur Unterstützung bei Kontinenzverlust oder beim Umgang mit künstlichen Ausgängen durchgeführt?
3. Werden erforderliche Hilfsmittel fachgerecht eingesetzt?
4. Werden zielgerichtete Maßnahmen zur Erhaltung und Förderung der Mobilität durchgeführt, die auf die noch vorhandenen Fähigkeiten und Bedürfnisse der versorgten Person abgestimmt sind?

Ambulant*****:**

1. Wurde die Kontinenz des pflegebedürftigen Menschen zutreffend erfasst?
2. Werden geeignete Maßnahmen zum Kontinenzerhalt, zur Unterstützung bei Kontinenzverlust oder beim Umgang mit künstlichen Ausgängen durchgeführt?
3. Werden erforderliche Hilfsmittel fachgerecht eingesetzt?

* MuG, Anlage 1, Prüfbogen A
** Büscher et al. 2018, S. 196
*** Ebd., Anhang 2a Seite 23
**** Ebd.
***** QPR Vollstationär, S. 32
****** QPR Tagespflege, S. 10
******* Büscher et al. 2018, Anhang 2a Seite 23

4.7 Expertenstandard Ernährungsmanagement zur Sicherung und Förderung der oralen Ernährung in der Pflege[45]

Die drei Ebenen, Struktur-, Prozess-, Ergebnisqualität kennen die meisten Einrichtungen (ambulant, teil- oder vollstationär), aber sie setzen diese Schritte nicht nachvollziehbar um.

4.7.1 Grundsätzliches vorweg

Ein dünner Mensch ist nicht zwangsläufig mangelernährt, ein übergewichtiger kann es dennoch sein. Es kommt im Wesentlichen darauf an, ob ein Klient ungewollt an Gewicht verloren hat und, wenn ja, wie viel. Es geht also explizit **nicht** um den BMI, sondern um Substanzverlust und weitere Anzeichen. *»Die Expertenarbeitsgruppe weist daraufhin, dass einzelne anthropometrische Werte, wie z. B das Gewicht oder der Body Mass Index (BMI), in einem Screening Verfahren nicht überbewertet werden dürfen und stets mit anderen Parametern zur Risikoerfassung von Mangelernährung in Beziehung gebracht werden müssen. In einzelnen Fällen können isoliert betrachtete Parameter sogar zu viel Interpretation führen. So lässt ein niedriger MBI nicht immer eindeutig auf eine Mangelernährung schließen, Wiederum kann auch bei einem hohen BMI eine Mangelernährung nicht ausgeschlossen werden.«*[46] Auch die Deutsche Gesellschaft für Ernährung (DGE) sieht das so[47] und schreibt: *»Der BMI allein ist zur Beurteilung des Ernährungszustandes meist nicht ausreichend.«*

[45] Deutsches Netzwerk für Qualitätsentwicklung in der Pflege (Hrsg.) (2017): Expertenstandard Ernährungsmanagement zur Sicherung und Förderung der oralen Ernährung in der Pflege, 1. Aktualisierung. Osnabrück.

[46] Ebd., S. 24

[47] Deutsche Gesellschaft für Ernährung e.V. (2014): Praxiswissen Mangelernährung im Alter. Bonn, S.7 https://www.fitimalter-dge.de/fileadmin/user_upload/medien/Mangelernaehrung_im_Alter.pdf

Zudem sollten Sie wissen, dass im Verlauf des Alterns ein natürlicher Gewichtsverlust stattfindet. Wir verlieren gemäß DGE[48] zwischen dem 30. und dem 80. Lebensjahr über 30 Prozent unserer gesamten Muskelmasse. Und Muskeln wiegen nun einmal mehr als alles andere, auch mehr als Fett.

Info

… geben nicht der BMI, sondern folgende Parameter:

- auffällig geringe Ess- und Trinkmengen,
- erhöhter Energiebedarf,
- unbeabsichtigter Gewichtsverlust von fünf Prozent in ein bis drei Monaten oder zehn Prozent in sechs Monaten.

Wenn ein Klient eine drohende oder eingetretene Mangelernährung aufweist, kann ein tiefergehendes Assessment helfen, die Ursachen zu erforschen, falls diese nicht auf der Hand liegen.

Hat jemand absichtlich abgenommen, ist er zunächst nicht gefährdet. Hat jemand nach Gabe von Diuretika entwässert und abgenommen, fällt er ebenfalls nicht in die Risikogruppe. Wer eine zehrende Erkrankung hat, wird aller Voraussicht nach abnehmen, der Grund ist offensichtlich. Genauso wie bei umtriebigen, demenzerkrankten Klienten, die kaum ruhig sitzen bleiben können. Diese haben einen erhöhten Energiebedarf, der täglich offensichtlich wird. Nimmt jemand ohne ersichtlichen Grund ab, wird es Zeit für ein Assessment wie bspw. ein Ess-Trinkprotokoll (Was nimmt der Klient überhaupt zu sich?). Es gibt eine Vielzahl von Gründen, die zu einem Gewichtsverlust führen können:

- Kognitive Beeinträchtigung, die dazu führt, dass jemand Nahrungsaufnahme vergisst.
- Körperliche Handicaps, die dazu führen können, dass die Versorgung erschwert wird.

---

[48] Ebd., S. 5

- Fehlende Lust am Essen, sinkender Appetit oder mangelndes Durstgefühl.
- Umgebungsfaktoren wie Lärm, Ablenkung beim Essen (Medikamentengabe zwischendurch), ungeeignete Tischnachbarn, allein essen müssen etc.
- Unzufriedenheit mit Auswahl und Angebot der Speisen/Getränke
- Probleme bei der Ernährung/Flüssigkeitsaufnahme, z. B. Probleme mit den Zähnen, Schluckbeschwerden, Scham, sich Hilfe zu holen, Unverträglichkeiten

Beachten Sie bitte, dass Ernährungsprotokolle nicht auf Dauer geführt werden. Sie dienen lediglich zur Ermittlung, was jemand zu welcher Zeit zu sich nimmt. Wenn Sie das herausgefunden haben, kann das Protokoll beendet werden.

Ausnahme: Der Arzt hat eine Ernährungsverordnung aufgestellt. So steht es auch im Expertenstandard. Gleiches gilt für Trinkprotokolle[49]: Sie sollten auch ein Ess-/Trinkprotokoll für drei bis maximal fünf Tage führen (vgl. Expertenstandard, Seite 27), dann haben Sie die Trink-/Essmenge ermittelt und können das Protokoll wieder absetzen.

4.7.2 Strukturqualität

An die Pflegefachkraft werden folgende Anforderungen gestellt:

- Sie verfügt über Kompetenzen zur Identifikation einer drohenden oder bestehenden Mangelernährung und zur tiefergehenden Einschätzung der Ernährungssituation und der sie beeinflussenden Faktoren.
- Sie verfügt über das Fachwissen, berufsübergreifende Maßnahmen einzuleiten, um eine bedürfnisorientierte und bedarfsgerechte Ernährung sowie eine ethisch vertretbare Entscheidungsfindung sicherzustellen.
- Sie kann entsprechende Maßnahmen planen und Hilfestellung anbieten.

[49] Ebd., S. 19

- Sie kann Klienten/Angehörigen informieren/beraten hinsichtlich der Sicherstellung einer bedürfnisorientierten und bedarfsgerechten Ernährung

4.7.3 Prozessqualität

An die Pflegefachkraft werden folgende Anforderungen gestellt:

- Sie erfasst bei allen Klienten zu Beginn des pflegerischen Auftrags mittels einer Anamnese, später bei akuten Veränderungen und in individuell festzulegenden Abständen, die Anzeichen für eine drohende oder bestehende Mangelernährung.
- Sie koordiniert mit anderen Berufsgruppen (Hauswirtschaft, Küche, Ärzte etc.) Maßnahmen zur individuellen Ernährungssituation des Klienten.
- Sie plant gemeinsam mit dem Klienten (Angehörigen) angemessene Maßnahmen zur Unterstützung bei der Nahrungsaufnahme, zur Gestaltung der Umgebung, zu geeigneten, flexiblen Speisen- und Getränkeangeboten sowie Darreichungsformen.
- Sie informiert und berät den Klienten/Angehörigen über die Risiken einer Mangelernährung sowie zu Möglichkeiten der Intervention und Hilfestellungen. Sie unterstützt dabei die Eigenaktivität des Klienten, akzeptiert dessen Selbstbestimmung und bezieht bei Bedarf weitere Berufsgruppen mit ein.
- Sie überprüft den Erfolg der eingeleiteten Maßnahmen.

4.7.4 Ergebnisqualität

Wenn die Struktur- und Prozessqualität so ausgeführt werden, ergibt sich aus Sicht der Experten folgendes Ergebnis:

- Es liegt für alle Klienten ein aktuelles Screening-Ergebnis zur Ernährungssituation vor. Bei Komplikationen, drohender oder bestehender Mangelernährung auch ein tiefgehendes Assessment.
- Die multiprofessionellen Maßnahmen sind koordiniert und ggf. ethisch begründet.
- Ein individueller Maßnahmenplan zur bedürfnisorientierten und bedarfsgerechten Ernährung liegt vor.

- Der Klient erfährt eine fachgerechte und seinen Bedürfnissen entsprechende Unterstützung.
- Soweit möglich hat der Klient keine Anzeichen für eine drohende oder bestehende Mangelernährung. Nur sofern dies durch eine Sicherung der bedürfnis- und bedarfsgerechten oralen Nahrungsaufnahme und in ethischer Überlegung möglich ist.

4.7.5 Vorgehensweise und Dokumentation

Einschätzung der Ernährungssituation auf Anzeichen für eine drohende oder bestehende Mangelernährung

- Fragen Sie jeden Klienten (Angehörigen) sofort bei der Aufnahme,
  - ob er weiß, wie viel er wiegt,
  - ob er in der letzten Zeit abgenommen hat und
  - wenn ja, ob er den Grund dafür kennt.
- Schauen Sie sich die Kleidung des Klienten an. Wenn einer Dame die Konfektionsgröße 38 offensichtlich seit Jahren passt, hat sie keine Anzeichen für eine drohende Mangelernährung.
- Wenn keine ungewollte Gewichtsabnahme zu verzeichnen ist, dokumentieren Sie dies als Ressource und wiederholen die Abfrage bei der nächsten Evaluation und bei Veränderungen des Gesundheitszustandes oder der Situation Ihres Klienten. Sie benötigen auch hier für die Anamnese zunächst kein Assessment. Es reicht der Vermerk in Planung oder der SIS®.
- Äußert der Klient (oder seine Bezugsperson), dass er abgenommen habe, oder erkennen Sie an seiner äußeren Erscheinung, dass eine Gewichtsabnahme erfolgt sein muss, wenden Sie ein geeignetes Assessment an.

Wichtig zu wissen ist, dass das Wiegen unterbleiben kann, wenn es dem Klienten zu anstrengend wird: *»Auf eine Gewichtserfassung sollte allerdings dann verzichtet werden, wenn sie für den Patienten/Bewohner eine zu große Belastung darstellt.«*[50]

---

[50] Ebd., S. 23

Screenings wurden im Expertenstandard untersucht, hier einige Auszüge der Ergebnisse.[51]

Tab. 17: Screeningergebnisse

Art	Psychometrische Eigenschaft ausreichend	Psychometrische Eigenschaft NICHT ausreichend
BMI < 18,5		x
GNRI (Geriatric Nutritional Risk Index)		x
NUFFE (Nutriual Form fort he Elderly)		x
Rapid Screening		x
Gewichtsverlust	x	
NRS 2002 (Nutritional Risk Screening)	x	
MNA (Mini Nutritional Assessment)	x	
3-Min-NS (3-Minuten-Nutrition Screening)	x	
Must (Malnutrition Universal Screening Tool)	x	
PG SGA (Patient-Generated Subjective Global Assessment)	x	

[51] DNQP 2017, S. 72

Einschätzung der Ernährungssituation auf Anzeichen für ein drohendes oder bestehendes Flüssigkeitsdefizit

Nicht die Trinkmenge ist entscheidend, sondern ob die Menge ausreicht. Es gibt Klienten, die pro Tag 800 ml trinken und das reicht ihnen seit 80 Jahren; es gibt Klienten, denen zwei Liter am Tage nicht annähernd genügen. Der Bedarf ist, wie auch bei den Kalorien und den Verbräuchen, sehr individuell. Dennoch hat die DGE Richtwerte aufgestellt:

Die empfohlene Trinkmenge bei über 65-jährigen:[52]

- 1310 ml Zufuhr durch Getränke am Tag
- 680 ml durch feste Nahrung pro Tag

Auch die Seniorenliga[53] setzt pauschal 30 ml pro Kilogramm Körpergewicht an. Davon sind im Allgemeinen zwei Drittel über direkte Flüssigkeitszufuhr und ein Drittel über die Nahrung sicherzustellen. Ein Mensch mit 70 kg sollte demnach 1400 ml trinken, den Rest an Flüssigkeit sollte er über das Essen aufnehmen. Individuell geht anders! Meine Mutter würde bei dieser Trinkmenge vermutlich verdursten. Sie trinkt im Schnitt 2,5, an heißen Tagen auch über 3 Liter. Käme sie als nicht-orientierte Person in pflegerische Obhut und hätte kein Angehöriger diese Werte weitergegeben, würde meine Mutter vermutlich chronisch zu wenig zu trinken zu bekommen. Pflegekräfte hören normalerweise auf, jemanden zum Trinken zu ermuntern, der ohnehin 1,5 bis zwei Liter täglich trinkt.

Meine Freundin hingegen trinkt rund 600 bis 700 ml am Tag. Das reicht ihr seit Jahren aus. (Sie wird bei jeder Blutentnahme dafür gelobt, dass sie wohl offensichtlich genügend trinken und sich gesund ernähren würde ... ihre tägliche Tafel Schokolade lässt sie unerwähnt). So leicht können einzelne anthropometrische Werte täuschen! Ich hoffe, ich erlebe es noch, dass man endlich aufhört, alle Menschen in dieselbe Schublade zu stecken!

---

52 https://www.dge.de/wissenschaft/referenzwerte/wasser/

53 https://www.deutsche-seniorenliga.de/aktuelles/presse-archiv/230-wenig-trinken-bei-blasen-schwaeche-verstaerkt-harndrang.html

Wir sind, was Trinkmengen betrifft, offenbar noch im Neandertal. Was wir beim niedrigen BMI nach vielen Jahren endlich verstanden haben (ein dünner Mensch ist nicht automatisch mangelernährt!), müssen wir in Sachen Trinkmenge noch tüchtig üben.

Es gibt auch im dritten Jahrtausend pauschale Feststellungen zur Trinkmenge. »*Etablierte oder getestete Screeninginstrumente zur Bestimmung von Dehydration werden in der Literatur kaum beschrieben. Es finden sich lediglich Expertenmeinungen zu typischen Symptomen. Diese sind: trockener Mund, trockene Lippen, trockener Rachen, geringer Speichelfluß, erhöhte Osmolarität des Blutes, vermindertes Blutvolumen und niedriger Blutdruck und veränderter mentaler Zustand. Verlängerte kapillare Rückflusszeit, trockene Haut und Schleimhäute,...*« [54]

Tipp

Beachten Sie bitte bei allen Bemühungen, Screeningmethoden und Erhebungen immer auch die Perspektive Ihrer Klienten!

Nahrungsaufnahme

- Wenn sich das Risiko einer Mangelernährung abzeichnet oder bereits eine Mangelernährung besteht, erfassen Sie die aufgenommene Nahrungsmenge über ein Protokoll. Im häuslichen Bereich können Sie dem Klienten oder seinen Bezugspersonen empfehlen, dies zu tun.
- Mit Hilfe des Protokolls sehen Sie das Essverhalten zu verschiedenen Tageszeiten und können ggf. darauf einwirken.
  - Passen die Essenszeiten zu den Bedürfnissen (isst ein Klient im Heim lieber abends warm und hat zum Mittagessen deshalb keinen Hunger)?
  - Wann ist die beste Zeit zur Nahrungsaufnahme?

[54] DNQP 2017, S. 73

- Wie und in welcher Form kann der Klient möglichst viele Kalorien zu dieser Zeit aufnehmen?

- Ermitteln Sie Ursachen für ein verändertes Essverhalten und/oder ungewollte Gewichtsabnahmen.
- Planen Sie geeignete Maßnahmen gemeinsam mit Klienten/Angehörigen. Geeignet ist alles, was bedarfsgerecht ist und den Bedürfnissen Ihres Klienten entspricht. Die Zusatzkost ist es auf alle Fälle selten. Die Experten geben ebenfalls nicht die Empfehlung von Zusatzkost. *»Der Gebrauch von Trinknahrung als Ergänzung ist mit einer geringen ... Zunahme von Energie und Gewicht assoziiert.«*[55]

Info

Zunächst müssen die Ursachen einer ungewollten Gewichtsabnahme und/oder Mangelernährung herausgefunden werden. Haben Sie die Ursache, besitzen Sie auch den Schlüssel zum Erfolg.

Und bei allem Verständnis für Ihr Bemühen – nichts geht ohne die Zustimmung Ihres Klienten. Sie müssen auch den Mut haben, ethisch zu entscheiden, was unterlassen wird.

Dokumentation (im AEDL-Modell)

Pflegeplanung

- Ressourcen: »Isst gern Honig, trinkt gern Kakao.« – »Sagt, wenn er nicht mehr essen mag.« – »Trinkt im Schnitt 1200 ml Tag.« – »Hat nach eigenen Angaben nie mehr als 45 Kilo gewogen.« – »Die Tochter bringt Schokoriegel mit, die der Vater gern isst.« – »Der Ehemann hilft seiner Frau beim Essen.« – »Kleidergröße 36/38 sitzt gut, hat wohl nie mehr gewogen.« – »Isst gern und mit offensichtlichen Appetit, wenn auch kleine Portionen, dann ist sie satt und lässt den Teller stehen.« etc.

[55] Ebd., S. 80

- Probleme:
  - Ambulant: »Frau M. nimmt offensichtlich an Gewicht ab (kein Gewicht ermittelt, keine Waage), die Kleider passen nicht mehr. Verdacht, dass Frau M. nicht mehr regelmäßig isst, weil sie nicht mehr kocht und allein ist.«
  - Stationär: »Frau U. kann beim Essen nicht gut sitzen bleiben, wird von anderen Bewohnern reglementiert. Das macht sie nervös und sie weiß dann nicht mehr, was sie mit dem Essen machen soll.«
- Ziele: »Hält das aktuelle Gewicht von 42–44 kg.« – »Meldet sich, wenn sie etwas möchte.«
- Maßnahmen:
  - Ambulant: Bei jedem Hausbesuch daran erinnern, dass Essen/Trinken auf dem Küchentisch steht. – Frühstück bereiten: ein halbes Brötchen mit Honig, die andere Hälfte mit Marmelade oder Nutella bestreichen.
  - Stationär: Essen im Gehen ermöglichen, als Zwischenmahlzeit immer wieder Schokoriegel oder Sahnequark anbieten. Spätmahlzeit gg. 21:30 Uhr anbieten und dabei bleiben, bis der Klient angefangen hat zu essen.
- Durchführung
  - Bei Aufnahme
  - Stationär sollte für wenige Tage ein Ernährungsprotokoll geführt werden, sodass deutlich wird, was wann und wie viel der neue Klient gewöhnlich isst. Wenn Sie diese Erkenntnis haben, übertragen Sie die gesammelten Daten als Ressource in die Pflegeplanung. Oft genügen hier drei bis fünf Tage, danach kennen Sie in aller Regel die Essensgewohnheiten.
  - Ambulant erfragt man die Umstände zur Nahrungs- und Flüssigkeitsaufnahme auch mit Randthemen, z. B. wer einkauft und wer kocht, wie das Essverhalten ist, wie es um Appetit und Trinkmenge bestellt ist. Wenn möglich auch Bezugspersonen einbeziehen.
  - Tagespflege: Hier erhebt man eigene Daten (wie stationär) und befragt den Klienten wie auch die Bezugspersonen (wie ambulant).
  - Ansonsten alle geplanten Maßnahmen nachweislich durchführen und dokumentieren.

- Evaluation: Es erfolgt eine erneute fachliche Beurteilung der Ernährungssituation, des Trinkverhaltens und der entsprechenden Risiken bei jeder Veränderung der Situation. Die Beurteilung des Bedarfs und der Bedürfnisse des Klienten muss wiederkehrend überprüft werden. Wenn jemand gern Nutella isst, bedeutet das nicht, dass er dies 365 Tage im Jahr zu jedem Frühstück mag.
- Beurteilung der Maßnahmen und Ziele: Es wird beurteilt, ob die Maßnahmen zum gewünschten Ergebnis geführt haben, oder ob die Maßnahmen zur Erreichung der Ziele umgestellt und angepasst werden müssen. Zudem muss ergründet werden, ob die Ursachen des Risikos nun bekannt sind und gegengesteuert werden konnte, oder ob man etwas Neues ausprobieren muss, um die individuellen Probleme des Klienten zu erkennen. Dies kann mittels Fallbesprechung im Team eruiert werden. Wenn möglich immer Klienten, Angehörige, Ärzte und andere Beteiligte einbinden. Natürlich dient die Evaluation auch der Darstellung der Gesamtsituation und kann ein ethisch vertretbares Unterlassen darlegen.

Dokumentation (im Strukturmodell)

In dem Themenfeldern, in denen Sie die Beobachtung zur Ernährung und Flüssigkeitsversorgung machen, tragen Sie die Beobachtung und die Perspektive des Klienten ein.

Themenfeld 1:

- Aussage: »Ich war schon immer zierlich, und konnte essen was ich will.« Einschätzung: Frau L. ist und war immer zierlich, möchte nicht zum Essen gedrängt oder immer wieder auf ihr niedriges Gewicht angesprochen werden.
  Oder
- Aussage: »Ich esse alles, ich esse gerne.« Einschätzung: Frau P. sagt zwar, sie esse alles, aber sie vergisst das Essen, sitzt davor und weiß nicht, was sie damit anfangen soll.

Themenfeld 3:

- Aussage: »Ich esse, was ich kann, aber ich habe keinen Appetit, es schmeckt mir nichts mehr.« Einschätzung: Frau T. hat in den vergangenen Monaten relevant an Gewicht abgenommen. Trotz vielfältiger Angebote und medizinischer Abklärung nimmt sie immer weiter ab.
  Oder
- Einschätzung: Frau K. hat beim letzten Krankenhausaufenthalt (November 2018) acht Prozent Gewicht verloren. Sie isst sehr kleine Portionen, dafür aber aktuell sechs- bis siebenmal am Tag.
  Oder
- Aussage: »Ich habe noch nie viel getrunken, ich bin das auch von zuhause gar nicht gewohnt. Wir haben nur bei Tisch ein Glas getrunken, nicht wie heute, wo jeder mit ´ner Flasche am Hals rumrennt.« Einschätzung: Herr S. trinkt im Schnitt rund 800 ml, mehr nimmt er nicht an. Der Arzt ist informiert und sieht aufgrund der Biografie keine Handlungsnotwendigkeit.

Themenfeld 5:

- Aussage: »Allein schmeckt es nicht.« Einschätzung: Herr Z. isst wenig, die Kleidung ist ihm zu weit geworden. Er möchte sich nicht wiegen lassen, sagt: »Was soll das noch, es ist doch egal.« Seit dem Tod seiner Frau vor zwei Jahren hat er nur noch den Wunsch, ihr zu folgen.
  Oder
- Aussage: »Mein Peterle hält mich auf Trab.« Einschätzung: Frau W. achtet sehr auf ihren Kater »Peterle« und dass er nur genug isst. Sie teilt sich jede Mahlzeit mit ihm.
  Oder
- Aussage: »Ich trinke nur Wasser aus der Leitung, warum soll ich Geld für was anderes ausgeben?« Einschätzung: Frau P. ist sehr sparsam, trinkt direkt aus der Leitung. Die Trinkmenge ist nicht kontrollierbar. Die Tochter meint aber, es sei genug, sie sehe ihre Mutter immer wieder trinken.

Neben den Eintragungen in den Themenfeldern ist dann noch die Risikomatrix auszufüllen. Man schaut wie die Beobachtungen oder Erkenntnisse aus dem jeweiligen Themenfeld sich auf die einzelnen Risiken auswirken.

In den Maßnahmenplan oder die Tagesstruktur trägt man entsprechend die geplanten Maßnahmen ein, führt diese wie geplant durch. Abweichungen werden im Pflegebericht mit Begründung niedergeschrieben. Dieser Plan wird bei allen Veränderungen evaluiert.

Wichtig **Bezug zu den neuen Qualitätsindikatoren und der -prüfung**

Bei der Erhebung der internen Qualitätsindikatoren geht es im QI 6 um ungewollte Gewichtsabnahmen, die nicht durch Medikamente, Diäten oder ähnliches beeinflusst wurden.

In der externen Prüfung stationär und der Tagespflege wird die Frage zur Ernährungssituation unter dem Qualitätsaspekt 1.2 vom Prüfer erfragt.* In der ambulanten Pflege gehört der Umgang mit dem Thema Ernährung zum Qualitätsaspekt 2.6**.

* MuG, Anlage 1, Prüfbogen A
** Büscher et al. 2018, S. 196

4.8 Expertenstandard Pflege von Menschen mit chronischen Wunden[56]

Die drei Ebenen Struktur-, Prozess- und Ergebnisqualität kennen die meisten Einrichtungen (ambulant, teil- oder vollstationär), aber sie setzen diese Schritte nicht nachvollziehbar um. So wird bis heute oftmals eine Wunde sofort zum Problem gemacht. Doch nicht die Wunde ist das Problem, sondern der Umgang des Klienten damit. Es geht also im Expertenstandard nicht primär um die Behandlung der Wunde, sondern um den Umgang des Klienten mit seiner chronischen Wunde.

[56] Deutsches Netzwerk für Qualitätsentwicklung in der Pflege (2015): Expertenstandard Pflege von Menschen mit chronischen Wunden. 1. Aktualisierung. Osnabrück.

4.8.1 Strukturqualität

An die Pflegefachkraft werden folgende Anforderungen gestellt:
- Sie verfügt über das Wissen zu chronischen Wunden.
- Sie verfügt über die Kompetenz, die Einschränkungen des Klienten durch die chronische Wunde und sein Selbstmanagement zu erkennen.
- Sie verfügt über aktuelles Wissen zu wundbedingten Einschränkungen und die entsprechenden Maßnahmen.
- Sie verfügt über die Steuerungs- und Koordinationskompetenz rund um den Klienten mit chronischer Wunde.
- Sie kann Klienten/Angehörigen informieren und beraten.

4.8.2 Prozessqualität

An die Pflegefachkraft werden folgende Anforderungen gestellt:
- Sie erfasst zu Beginn der Pflege eines Klienten mit chronischer Wunde das Krankheitsverständnis, die wund- und therapiebedingten Einschränkungen sowie die Möglichkeiten des gesundheitsbezogenen Selbstmanagements.
- Sie holt eine medizinische Diagnose ein.
- Für das wundspezifische Assessment zieht sie, insbesondere zur Ersteinschätzung und Dokumentation der Wunde, pflegerische Fachexperten (z. B. Wundmanager) hinzu.
- Sie plant unter Einbeziehung der beteiligten Berufsgruppen gemeinsam mit Klienten/Angehörigen Maßnahmen zu folgenden Bereichen:
  - wund- und therapiebedingte Beeinträchtigungen,
  - wundspezifische Erfordernisse,
  - Grunderkrankung und Rezidivprophylaxe,
  - Vermeidung weiterer Schäden,
  - Umsetzen medizinischer Verordnungen.
- Sie gewährleistet eine hygienische und fachgerechte Wundversorgung sowie eine kontinuierliche Umsetzung des Maßnahmenplans.
- Sie schult zu Wundursachen und fördert die Fähigkeiten der Klienten/Angehörigen zur Wundversorgung sowie zum Umgang mit wund- und therapiebedingten Einschränkungen.

- Sie beurteilt unter Beteiligung eines pflegerischen Fachexperten in individuell festzulegenden Abständen innerhalb eines Zeitraums von ein bis zwei Wochen die lokale Wundsituation (Wiederholung des wundspezifischen Assessments).
- Sie überprüft spätestens alle vier Wochen die Wirksamkeit der gesamten Maßnahmen und nimmt in Absprache mit allen an der Versorgung Beteiligten gegebenenfalls Änderungen daran vor.

4.8.3 Ergebnisqualität

Wenn die Struktur- und Prozessqualität so ausgeführt werden, ergibt sich aus Sicht der Experten folgendes Ergebnis:

- Die Dokumentation enthält differenzierte Aussagen zu den Punkten:
  - Mobilitäts- und andere Einschränkungen, Schmerzen, Wundgeruch, Exsudat, Ernährungsstatus, psychische Verfassung,
  - Kenntnisse der Klienten/Angehörigen über Ursachen und Heilung der Wunde sowie Selbstmanagementkompetenzen,
  - spezifische medizinische Wunddiagnose, Rezidivzahl, Wunddauer, -lokalisation, -größe, -rand, -umgebung, -grund und Entzündungszeichen.
- Ein individueller, alltagsorientierter Maßnahmenplan, der die Selbstmanagementkompetenzen des Klienten berücksichtigt, liegt vor.
- Die koordinierten und aufeinander abgestimmten Maßnahmen sind sach- und fachgerecht umgesetzt. Ihre Durchführung und Wirkung sind fortlaufend dokumentiert.
- Die Klienten/Angehörigen kennen die Ursache der Wunde sowie die Bedeutung der vereinbarten Maßnahmen und sind über weitere Unterstützungsmöglichkeiten informiert.
- Das gesundheitsbezogenes Selbstmanagement des Klienten ist entsprechend seiner individuellen Möglichkeiten gefördert.
- Die Anzeichen für eine Verbesserung der Wundsituation oder der durch die Wunde hervorgerufenen Beeinträchtigungen der Lebensqualität liegen vor.
- Änderungen im Maßnahmenplan sind dokumentiert.

4.8.4 Vorgehensweise und Dokumentation

Das richtige Vorgehen in der Pflegedokumentation könnte wie folgt aussehen:

Wundanamnese

- Erhebung der chronischen Wunde mit Entstehungsort sowie den Eckpunkten zur chronischen Wunde:
  - Art der Wunde (Ulcus cruris venös/arteriell, Dekubitus, Gangrän),
  - Lokalisation (Ort der Wunde),
  - Größe (Lange x Breite, Tiefe nur wenn entsprechende Messinstrumente vorliegen),
  - Stadium (z. B. Dekubitus nach Sailer),
  - Umgebung (z. B. gerötet, abgegrenzt),
  - Rand (z. B. erhaben, gerötet),
  - Exsudat (z. B. serös, blutig, gelblich),
  - Zustand (z. B. aufgeweicht, Tunnelbildung, Taschenbildung),
  - Nekrose (ja oder nein),
  - Geruch (ja oder nein).
- Wundbedingte Probleme erheben
  - Wie wirkt sich die Wunde auf den Klienten und sein Leben aus? Z. B. Gangbild, Bewegungsmuster, Hilfebedarf, Ängste, Schmerzen etc.

Geeignete Maßnahmen planen

- Die Diagnostik (welche Art von Wunde in welchem Stadium?) wird eingeholt und die Wundversorgung vom Arzt geplant.
- Die wundbedingten Probleme können Pflegeprobleme sein, deretwegen man entsprechende Maßnahmen einleiten kann oder sich zumindest beraten sollte.

Dokumentation (im AEDL-Modell)

Pflegeplanung

- Ressourcen: Fähigkeiten des Klienten dokumentieren, z. B.: »Meldet sich bei Schmerzen.« – »Achtet darauf, das Bein mittags hochzulegen.« – »Kann sich im Rollstuhl noch fortbewegen.« – »Weiß, dass er eiweißreiche Nahrung aufnehmen soll.« – »Sitzt im Rollstuhl auf einem Gelkissen« etc.

- Probleme: Was erleidet der Klient wegen der Wunde bzw. was beeinflusst ihn? Z. B.: »Frau L. kann ihre Lage im Bett nicht mehr selbst verändern, dadurch Dekubitusgefahr auf allen Liegeflächen, an der rechten Ferse hat sie nach KH-Aufenthalt bereits eine Nekrose.« – »Durch das Ulcus am linken Unterschenkel ist Frau U. in ihrer Bewegungsfreiheit eingeschränkt, schafft es nicht mehr, sich selbstständig in ihrem Zimmer zu bewegen, hat Schmerzen beim Laufen.«
- Ziele: z. B. »Sitzt nicht länger als zwei Stunden auf ihrem Rollstuhl.« – »Legt ihr Bein mittags mindestens anderthalb bis zwei Stunden hoch.«
- Maßnahmen: z. B. Ferse im Bett frei lagern. – Nachts alle zweieinhalb bis drei Stunden umlagern, Druck max. für drei Stunden auf dem Rücken. – Linkes Bein im Sitzen hochlegen. – Eiweißreiche Nahrung anbieten.
- Durchführung
  - Die verordnete Wundversorgung wird entsprechend umgesetzt.
  - Die geplanten Maßnahmen der Pflegeplanung werden durchgeführt.
  - Der Klient/Angehörige wird beraten.
- Evaluation
  - Es erfolgt eine fachliche Beurteilung des Wundverlaufs unter der aktuellen Verordnung, wenn die Wunde stagniert oder sich sogar verschlechtert (in Größe o.ä.), wird die Evaluation dem Arzt vorgelegt, sodass er eine neue Grundlage zur Verordnung hat.
  - Beurteilung der wundbedingten Probleme.
- Beurteilung der Maßnahmen und Ziele: Es wird beurteilt, ob die Maßnahmen zum gewünschten Ergebnis geführt haben, oder die Maßnahmen zur Erreichung der Ziele umgestellt und angepasst werden müssen.

Dokumentation (im Strukturmodell)

In dem Themenfeld, in dem man die Beobachtung zur Ernährung macht, trägt man die Beobachtung ein.

Themenfeld 1:

- Aussage: »Das Bein macht mir zu schaffen, ich habe Angst, das wird nichts mehr.« Einschätzung: Herr G. hat wenig Zutrauen, obwohl das Ulcera am rechten Bein um die Hälfte kleiner geworden ist und keine Entzündungszeichen mehr aufweist.

Themenfeld 3:

- Aussage: »Ich habe nie geraucht, ich weiß nicht, wie es dazu kam, mein Arzt versteht das auch nicht richtig.« Einschätzung: Frau T. wurde der linke Vorderfuß nach AVK amputiert, die Wundheilung ist schlecht. Arzt und Wundexperte sind eingebunden. Frau T. arbeitet gut mit und ist interessiert daran, die Wundheilung zu unterstützen.

  Oder
- Fachliche Einschätzung: Frau K. hat einen Dekubitus Grad 3 präsakral von zuhause mitgebracht. Sie wurde vom Ehemann versorgt und lag vorwiegend im Bett. Sie kann bis zu zwei Stunden auf der linken Seite liegen. Rechts war immer ihre Schlafseite, sagt ihr Mann, hier kann Frau K. bis zu vier Stunden liegen, ohne dass sich Rötungen zeigen.

Themenfeld 4:

- Aussage: »Ich weiß, dass das vom Zucker kommt, ich passe auch auf, was ich esse, aber trotzdem ist mein Blutzucker immer so hoch. Aber das Essen ist doch auch das letzte, was ich habe, was hat man denn noch als alter Mensch?« Einschätzung: Frau P. isst gern und am liebsten abends deftig, dadurch hat sie immer wieder Blutzuckerschwankungen und die Werte sind erhöht. Wenn man sie darauf anspricht, betont sie immer wieder, das sei eine Ausnahme, sie habe sonst kaum Freude im Leben.

Neben den Eintragungen in den Themenfeldern ist die Risikomatrix auszufüllen. Man schaut wie die Beobachtungen oder Erkenntnisse aus dem jeweiligen Themenfeld sich auf die einzelnen Risiken auswirken.

In den Maßnahmenplan oder die Tagesstruktur trägt man entsprechend die geplanten Maßnahmen ein, führt diese wie geplant durch. Abweichungen werden im Pflegebericht mit Begründung niedergeschrieben. Dieser Plan wird bei allen Veränderungen evaluiert.

Wichtig **Bezug zu den neuen Qualitätsindikatoren und der -prüfung**

Bei den Qualitätsindikatoren geht es im QI 4 um intern entstandene Dekubitus. In der externen Prüfung stationär und in der Tagespflege werden die chronischen Wunden unter dem Qualitätsaspekt 2.3* und in der ambulanten Pflege im Qualitätsaspekt 3.1 »Maßnahmen im Rahmen ärztlich verordneter Leistungen«** erfasst. D. h. wenn keine AVO vorliegt, wird die chronische Wunde auch nicht beim Pflegedienst erfragt. Allerdings muss der Pflegedienst dann zur bestehenden Wunde, die ggf. von Angehörigen versorgt wird, beraten.

* MuG, Anlage 1, Prüfbogen A
** Büscher et al. 2018, S. 206

4.9 Expertenstandard Beziehungsgestaltung in der Pflege von Menschen mit Demenz[57]

4.9.1 Grundsätzliches zur Demenzerkrankung

Rund 80 Prozent der Demenzen sind neurodegenerative Krankheiten (Nervenzellen gehen zugrunde). »Demenz« ist also nur ein Symptom und »ein Oberbegriff für rund 50 Krankheiten«[58] des Gehirns. Seltsamerweise differenzieren wir bei einer Demenz wesentlich weniger als etwa bei inneren Erkrankungen. Wir kämen im Alltag nie auf die Idee zu sagen, dieser Klient hat eine innere und jener eine knöcherne Erkrankung. Sofort wollen wir die Differenzierung: Welche Art der inneren Erkrankung liegt vor? Leber, Herz, Galle, Niere, Darm und wenn ja, was genau? Bei der Demenz sind wir da gelassener.

[57] Deutsches Netzwerk für Qualitätsentwicklung in der Pflege (2018): Beziehungsgestaltung in der Pflege von Menschen mit Demenz. Osnabrück.
[58] https://www.wegweiser-demenz.de/gut-informiert/medizinischer-hintergrund.html

Tipp
»Der hat Demenz!« Diese Auskunft reicht oft, um vermeintlich alles zu wissen, was es zu wissen gibt. Demenz ist aber nicht gleich Demenz, wie keine Herzerkrankung der andern gleicht.

Die häufigsten Formen der Demenz[59]:

- Alzheimer Demenz (ca. 65 Prozent),
- Vaskuläre Demenz (20 Prozent),
- Multiinfarktdemenz bei Morbus Parkinson
- Fronttemporale Demenz (PICK)
- Demenz als neurologische Folge bei Lewy-Körperchen-Demenz, Kreuzfeld-Jacob, Korsakow-Syndrom, Stoffwechselerkrankung, Infektionen

Die möglichen Ursachen einer Demenz sind vielfältig und auch noch nicht vollständig bekannt. Man vermutet folgende Ursachen:

- Durchblutungsstörungen,
- Stoffwechselerkrankungen,
- krankhafte Eiweißeinschlüsse.
- Absterben von Nervenzellen durch verschiedenen Prozesse, z. B.
  - Vergiftung durch Medikamentenmissbrauch, Alkohol,
  - Vitaminmangelzustände,
  - Depressionen,
  - Hirntumore oder -geschwulste,
  - Normaldruckhydrozephalus.

Wenn die Ursachen von Demenz also unterschiedlich sind, sind es die Auswirkungen ebenfalls.

[59] Vgl. ebd.

Tipp

Investieren Sie etwas Zeit in die Frage, um welche Demenzform es sich handelt und ggf. was die Ursachen sind. Das kann zwar nur die Medizin klären, aber als Pflegekraft sind Sie ggf. die Akteurin, die eine vernünftige Diagnose und Diagnostik auf den Weg bringen kann. Sollte die Ursache z. B. ein Vitaminmangel sein, ist das gut zu beeinflussen.

4.9.2 Grundsätzliches zum Expertenstandard

Dieser Expertenstandard befasst sich nicht mit Pflegerisiken im praktischen Pflegealltag, wie es die anderen Expertenstandards tun. Hier geht es um Beziehungspflege. Darum, wie Sie die Welt für Menschen mit einer Demenz einfacher machen können. Wie Sie das Verhalten der betroffenen Klienten besser verstehen. Erst wenn Sie den Menschen und sein Handeln verstehen, beenden Sie Ihre Fehler im Umgang mit diesen Menschen.

Wenn Sie Menschen mit Demenz als störend, nervend, herausfordernd sehen, werden Sie ihnen keine Lebensqualität ermöglichen können. Der Expertenstandard befasst sich damit, wie wichtig es ist, die Anzeichen einer Demenz zu erkennen, auch wenn es keine Diagnose gibt. Er macht klar, was biografische Daten bedeuten, wie wichtig die Bedürfnisse eines Klienten sind, um ihn besser zu verstehen. *»Daher bilden person-zentrierte, beziehungsgestaltende und -fördernde Maßnahmen eine notwendige Grundlage für die Einflussnahme auf die Entstehung von herausfordernd erlebtem Verhalten.«*[60]

Da es um einen **Menschen** mit Demenz geht, darf die Diagnose Demenz nicht im Vordergrund stehen. Wenn man einem Menschen Insulin spritzt,

---

[60] DNQP 2018, S. 28

stellt man bei der Beziehung zu ihm schließlich auch nicht seinen Diabetes in den Vordergrund.

Achten Sie daher von Anfang an auf Ihren Sprachgebrauch. Sprechen Sie nicht von »dem Dementen« oder von einer »Demenzstation«. Es ist die Beziehung zu einem Menschen, die Sie herstellen, nicht die zu einer Diagnose.

Um Menschen mit Demenz das zu geben, was sie benötigen, sie in den Mittelpunkt zu stellen, wahrzunehmen, wertzuschätzen und ihnen ihre Selbstbestimmung zu erhalten, bedarf es keiner Fachkompetenz. Es bedarf in erster Linie einer entsprechenden Haltung gegenüber den Menschen mit Demenz. Diese Haltung ist geprägt durch Wissen und kann beeinflusst werden. Das sehen wir auf allen Feldern unseres Lebens. Mit der Bildung wächst unser Wissen und ändert sich unsere Sicht auf die Dinge.

»Anwender dieses Expertenstandards sind Pflegefachkräfte ohne spezielle Weiterbildung im gerontopsychiatrischen Bereich. Im Expertenstandard wird dennoch deutlich, dass die person-zentrierte Beziehungsgestaltung mit Menschen mit Demenz ohne besondere Kompetenzen nicht bewältigt werden kann.«[61] Das Expertenteam wendet sich leider ausschließlich an Pflegefachkräfte und stellt, wie in den anderen Expertenstandards auch, die Bedingungen nur an diese – und an die Einrichtung. Natürlich sind die Fachkräfte für die Umsetzung des Pflegeprozesses verantwortlich. Sie koordinieren die direkte und die indirekte Pflege. Aber oft genug sind keine Fachkräfte vor Ort, sondern Kollegen anderer Berufsgruppen. Und diese können und sollten aus meiner Sicht ebenso Adressaten dieses Expertenstandards sein.

Wie in allen anderen Expertenstandards werden die Qualitätsebenen in Struktur-, Prozess- und Ergebnisqualität unterteilt. Ich beziehe mich in meinen Ausführungen lediglich auf die Aufgaben der Pflegefachkräfte, nicht auf die der Einrichtung.

---

[61] Ebd., S. 29

4.9.3 Strukturqualität

An die Pflegefachkraft werden folgende Anforderungen gestellt:

- *»Die Pflegefachkraft hat eine person-zentrierte Haltung in der Pflege von Menschen mit Demenz entwickelt.«*[62] Ich finde, dass diese Anforderung an der falschen Stelle steht, denn erst sollten Wissen und Kompetenz vermittelt werden, was in der Grundausbildung nur bedingt gelingt. Wie viele Stunden Umgang mit Menschen mit Demenz hat man in der Ausbildung zur Alten- oder Gesundheits- oder Krankenpflegekraft? Die fertige Fachkraft hat die Haltung, die sie von zuhause mitbringt und/oder vor Ort in ihrem Betrieb erlebt. Ich erlebe dort häufig einen fehlerhaften Umgang mit dauerhafter Reglementierung, Kommunikationsfehlern etc., die nichts mit einer vernünftigen Grundhaltung zu tun haben.
- *»Die Pflegefachkraft hat das Wissen und die Kompetenz, Menschen mit Demenz zu identifizieren und damit einhergehende Unterstützungsbedarfe in der Beziehungsgestaltung fachlich einzuschätzen.«* Das bedeutet, jede Fachkraft muss nach der Ausbildung etwas hinzulernen, ihr Wissen und ihre Kompetenz fördern.
- *»Die Pflegefachkraft verfügt über Kompetenzen zur Planung und Koordination von beziehungsfördernden und -gestaltenden Maßnahmen der Pflege von Menschen mit Demenz.«* Auch das geht nur mit Schulung und Wissen. Kaum jemand ist ein Naturtalent.
- *»Die Pflegefachkraft verfügt über Wissen und Kompetenzen zur Information, Anleitung und Beratung über beziehungsfördernde und -gestaltende Angebote sowie deren Einbindung in Alltagssituationen.«*
- *»Die Pflegefachkraft kennt beziehungsfördernde und -gestaltende Angebote und ist in der Lage, die Pflege von Menschen mit Demenz darauf auszurichten.«* Gerade dieser Punkt liegt in der Praxis sehr selten in der Verantwortung der Pflegefachkraft. Aus meiner Sicht sind die Experten hier nicht praxisnah genug. Mitarbeiter der Betreuung gestalten diese Angebote, planen diese meist auch selbst und tauschen sich – wenn die Struktur es zulässt – mit den Pflegekräften aus. Nicht selten läuft die Betreuung allerdings parallel zur direkten Pflege und es findet kein Austausch

[62] Dieses und die folgenden Zitate entstammen dem Expertenstandard.

statt. Wenn ich so manche Fachkraft in der stationären Pflege frage, was der Bewohner denn gern macht, wie er seine Zeit verbringt, bekomme ich nicht selten äußert dürftige Aussagen wie »Der ist bei der Beschäftigung.« Das ist ambulant nicht wirklich anders. Die Betreuungsleistungen nach § 45 SGB XI werden nicht immer von den Pflegefachkräften geplant. Der Klient bucht Leistungen, die PDL plant den Mitarbeiter für die Betreuungsleistung ein und was dann geschieht, ist weitgehend Sache des Mitarbeiters. Einzig in der Tagespflege liegt es oftmals in den Händen einer Fachkraft.

- *»Die Pflegefachkraft verfügt über das Wissen und die Kompetenz zur Evaluation beziehungsfördernder und -gestaltender Pflege.«* Spätestens hier müssen alle an einen Tisch: Wie soll die Fachkraft auswerten, was beim Klienten geschieht, wie sinnvoll oder beziehungsfördernd das ist, wenn sie gar nicht vor Ort ist? Ambulant ist keine Fachkraft für Betreuungsleistung vor Ort, oftmals nicht einmal eine für Pflegeleistungen. Diese werden an Nichtfachkräfte delegiert. Die Fachkraft macht meist nur reine Behandlungspflegetouren. In der stationären Pflege sieht es aktuell nicht viel anders aus. Nichtfachkräfte pflegen den Bewohner, die Betreuungskräfte betreuen. Die Fachkraft übt Behandlungspflege aus, koordiniert die direkte und indirekte Pflege. Wenn die Fachkraft nun auswerten soll, inwieweit die Beziehungspflege für den Menschen mit Demenz gelungen ist, muss sie alle anhören, die mit diesem Klienten zu tun haben. Denn das Ziel lautet: *»Der Mensch mit Demenz zeigt Anzeichen für den Erhalt und die Förderung seines Gefühls, gehört, verstanden und angenommen zu werden sowie mit anderen Personen verbunden zu sein.«* So steht es in der Ergebnisqualität des Expertenstandards.

4.9.4 Prozessqualität

An die Pflegefachkraft werden folgende Anforderungen gestellt:

- *»Die Pflegefachkraft erfasst zu Beginn des pflegerischen Auftrags sowie anlassbezogen, schrittweise und unter Einbeziehung der Angehörigen bzw. anderer Berufsgruppen kriteriengestützt mit der Demenz einhergehende Unterstützungsbedarfe in der Beziehungsgestaltung, deren Auswirkungen auf die Lebens- und Alltagswelt sowie Vorlieben und Kompetenzen des Menschen* *mit Demenz.«* Diese Aufgabe ist eine große Herausforderung in der praktischen Anwendung. Jede Fachkraft kennt die administrativen Aufgaben bei einer Neuaufnahme. Erstellung der Stammdaten, Suche von Versichertenkarte, Befreiungen, Patientenverfügungen etc., Abklärung der Behandlungspflege mit dem Arzt, der im Zweifel auch noch gefunden werden muss, Besorgen und Richten von Medikamenten, Anamnese- oder SIS®-Bogen, Berichtseintragung, in der stationären Pflege das Meldewesen, Küche, Verwaltung etc. Dann müssen alle Risiken sofort abgeklopft werden, schließlich soll der neue Klient nicht zu Schaden kommen. Wer hierzu noch Assessments nutzen muss, hat schon mal ein Stündchen allein dafür zu tun und wer die SIS® nutzt, muss sich tiefgreifende Gedanken über die Risikomatrix und die einzuleitenden Prophylaxen machen. Eine Aufnahme im Heim beschäftigt eine Fachkraft mindestens zwei bis drei Stunden. Hinzu kommen die Kräfte, die sich um den Bewohner direkt kümmern, ihm sein Zimmer zeigen, die Kleidung einräumen, Haus und Mitbewohner vorstellen etc. Zu diesem Blumenstrauß an Arbeit kommt nun die größte aller Herausforderungen: Die Fachkraft soll für den Klienten *»mit der Demenz einhergehende Unterstützungsbedarfe in der Beziehungsgestaltung, deren Auswirkungen auf die Lebens- und Alltagswelt sowie Vorlieben und Kompetenzen des Menschen mit Demenz«* eruieren, von der ersten Minute an und in der Folge kontinuierlich. Was ist also zu tun?

– Zunächst ist zu erfassen, ob der Klient eine Demenz oder kognitive Einschränkungen hat. Hierzu sollte man unbedingt den Klienten und ggf. die Angehörigen hören und sich nicht allein auf die Diagnose verlassen. Schließlich gibt es bereits über 50 Arten von Demenz (▸ Kap. 4.9.1).
– Danach werden weiter Informationen gesammelt von allen, die an der Versorgung, Pflege und Betreuung des Klienten beteiligt sind. Eine umfassende Informationssammlung benötigt Zeit.
– Das Wesentliche bei aller Informationssammlung ist, dass die Perspektive des Klienten wertschätzend gehört und aufgenommen wird. Nur so können Sie ihn, seine Bedürfnisse sowie sein Handeln leichter verstehen.
– Wenn der Klient sich nicht mehr äußern kann, müssen Sie beobachten und daraus Rückschlüsse ziehen. Dies ist die Basis für den zweiten Prozessschritt:

- *»Die Pflegefachkraft plant auf Basis einer Verstehenshypothese unter Einbeziehung des Menschen mit Demenz und seiner Angehörigen sowie der beteiligten Berufsgruppen individuell angepasste beziehungsfördernde und -gestaltende Maßnahmen.«*
  - Durch die Informationssammlung werden gewisse Ableitungen folgen können, ebenso wie durch Beobachtungen und auftretende Symptome. Jedoch dürfen keine vorschnellen Schlüsse gezogen werden, bspw. »Ein Demenzkranker ruft immer.« – »Demenzkranke laufen viel herum.«
  - Beobachten Sie den Klienten und versuchen Sie zu verstehen, was Sie wahrnehmen. Experten gehen davon aus, dass Ihr Verhalten das Verhalten des Klienten beeinflusst und umgekehrt.

Tipp

- Lassen Sie den Klienten sprechen. Hören Sie ihm zu. Stellen Sie weniger Fragen. Nehmen Sie mehr wahr (▶ Kap. 2.3.2). Loben Sie, wertschätzen Sie die Lebensleistung! Dann wird der Klient sich äußern, was er für richtig und wichtig hält. Beobachten Sie seine Reaktion, den Gesichtsausdruck, die Sprache.
- Sammeln Sie biografische Hinweise, um Verhalten besser interpretieren zu können. Wer weiß, wie sich die Damen früher am Waschbecken gewaschen haben, muss sich nicht wundern, dass eine Klientin im Bad immer teilweise angezogen bleiben möchte.

- Wenn ein Mensch mit Demenz sich anders verhält, verhaltensauffällig wird, versuchen Sie ihn zu verstehen. Jemand
  - isst nichts oder wenig: Vielleicht hat er keinen Hunger, die Uhrzeit des Angebot ist unpassend, der Tischnachbar nervt, die Zähne schmerzen etc.,
  - lehnt Medikamente ab: Vielleicht denkt er, er sei gesund und müsse nichts nehmen, oder er glaubt, die Tabletten seien nicht für ihn etc.,

- steht immer aus dem Bett auf: Vielleicht tut ihm der Rücken weh, vielleicht hat er tagsüber schon zu viel geruht, vielleicht hat er etwas gehört, vielleicht hat er ausgeschlafen etc.,
- legt sich immer wieder ins Bett: Vielleicht hat er Sorgen und das Bett ist sein Rückzugsort; vielleicht hat er Schmerzen und sucht Ruhe, oder sucht generell Ruhe und möchte sich zurückziehen, oder er ist schlicht müde vom Alltag etc.,
- zieht sich an, ohne sich vorher zu waschen: Vielleicht hat er es eilig, vielleicht hat er andere Sorgen, um sein Kind, ums Essen etc.,
- will nach Hause, zur Mutter, etc.: Vielleicht vermisst er Wärme und Geborgenheit,
- fasst sich immer wieder in die Hose: Vielleicht juckt es oder tut weh, vielleicht muss die Hose (auf Ausscheidungen) kontrolliert werden usw.,

- Versuchen Sie neutral und unbefangen auf Situationen und Beobachtungen zu schauen. Der Mensch mit Demenz zeigt sein Verhalten im Allgemeinen nicht, um Sie zu ärgern oder zu beschäftigen. Interpretieren Sie Verhalten, das Sie nicht verstehen, aber beziehen Sie es nicht auf Ihre Person.
- Schauen Sie, was dem Klienten mit Demenz wichtig ist. Das ist das oberste Ziel für die Beziehungsgestaltung. Nur wenn Sie die Bedürfnisse Ihres Klienten kennen, können Sie ihm als Mensch gerecht werden.
- Wenn Sie dieses Ziel definiert haben, leiten Sie die entsprechenden Maßnahmen ein, damit der Mensch mit Demenz selbstbestimmt bleiben und eine wertschätzenden Umgang erfahren kann.
  - Die einzuleitenden beziehungsfördernden und gestaltenden Maßnahmen enthalten die Schwerpunkte:
  - Lebensweltorientierung: Biografie des Klienten in Bezug auf seine Wünsche im Alltag und sein Umfeld,
  - Wahrnehmungsförderung: Förderung aller Sinne, der Interaktion mit anderen,
  - Wertschätzung und Zuwendung: Geben Sie jedem Klienten jeden Tag Wertschätzung und Zuwendung, er bekommt davon zu wenig (und hat schon viel verloren: Wohnung, Arbeit, Gesundheit etc.),
  - Spezifische Maßnahmen: Beschäftigung, Einbindung in Haushalt, Haustiere etc..

- *»Die Pflegefachkraft informiert, leitet an oder berät den Menschen mit Demenz entsprechend seiner Fähigkeiten über beziehungsfördernde und -gestaltende Maßnahmen.«* Zu Beginn einer demenziellen Erkrankung ist das sicher sinnvoll, bei fortgeschrittener Erkrankung kann der Klient ggf. die Information nicht mehr aufnehmen oder verarbeiten. Sprechen Sie immer wieder die für Ihren Klienten wichtigen Ziele an und sagen Sie, was Sie als nächstes für ihn tun können
- *»Die Pflegefachkraft informiert, leitet an und berät die Angehörige proaktiv und anlassbezogen über beziehungsfördernde und -gestaltende Maßnahmen in Alltags- und Ausnahmesituationen.«*
  - Nur mit Einbindung der Angehörigen können diese im Umgang mit dem Menschen mit Demenz befähigt werden. Oft sind die Angehörigen mit Situationen und Handeln von Menschen mit Demenz überfordert. Einige sagen auch klar: »Meine Mutter war früher nie so!« – »Mein Mann fragt immer das Gleiche.« Wenn die Beziehungsqualität von Menschen mit Demenz und deren Angehörigen leidet, leidet auch die Lebensqualität.
  - Verdeutlichen Sie, wie wichtig der wertschätzende Umgang mit dem Klienten ist, wie sehr er die Zuwendung gerade seiner Angehörigen benötigt und dass er mehr Zeit für seine Aussagen benötigt und weniger Fragen gestellt werden sollen.
  - Versuchen Sie belastende Situationen zu vermeiden, zeigen Sie positive Wege aus misslichen Situationen.
  - Machen Sie klar, dass die Bindung zu den Angehörigen ein wichtiges Bindeglied der Erinnerung darstellt. Die Angehörigen sollen diese Erinnerungen pflegen und möglichst immer wieder ins Gespräch bringen.
  - Was für die Profis gilt, gilt auch für die Laien: nichts persönlich nehmen. In der Frage »Wer bist du, was willst du?«, steckt kein Angriff, sondern Angst. In der Behauptung: »Ich bekomme nichts zu essen!«, steckt kein Vorwurf, sondern Bedenken. In der Aussage »Ich muss nach Hause«, steckt nicht das Vergessen, wo man wohnt, sondern ein Gefühl des Vermissens.

- *»Die Pflegefachkraft gewährleistet und koordiniert das Angebot sowie die Durchführung von beziehungsfördernden und -gestaltenden Maßnahmen. Gegebenenfalls unterstützt sie andere an der Pflege des Menschen mit Demenz Beteiligte.«* Natürlich ist es notwendig, dass alle an der Betreuung, Pflege und Versorgung Beteiligten miteinander in Kontakt stehen und dass die Fachkraft die Koordination übernimmt. Insbesondere wenn noch Externe hinzugezogen werden, sollten die Fäden in einer Hand liegen, damit alle das gleiche Ziel verfolgen können. Angebote für Menschen mit Demenz sollen schriftlich fixiert, ihre Wirkung dokumentiert werden. Es geht wesentlich darum, wie es dem Menschen mit Demenz bei dem Angebot ergeht: in seiner Lebensführung, seiner Wahrnehmung und dem Angebot der Betreuung oder anderen speziellen Angeboten.
- *»Die Pflegefachkraft verfügt über das Wissen und die Kompetenz zur Evaluation beziehungsfördernder und -gestaltender Pflege.«* Zu diesem Wissen gehört das Ermitteln der Bedarfe des Klienten in Bezug auf die folgenden Aspekte:
  - Stimmung (emotionale Verfassung auf längere Sicht), Affekt (situationsbedingte Verfassung),
  - Beziehung (person-zentrierte Beziehung = steht im Mittelpunkt) und Interaktion (beteiligt sein),
  - Bestätigung und Eingebunden-Sein, wesentlich Eckpunkte für Wohlbefinden und für Wertschätzung,
  - Sicherheit und Geborgenheit, viele Menschen mit Demenz benötigen Sicherheit und müssen sich vergewissern.
- *»Die Pflegefachkraft überprüft laufend die Wirksamkeit der beziehungsfördernden und -gestaltenden Maßnahmen. Sie nimmt in Absprache mit dem Menschen mit Demenz, seinen Angehörigen sowie allen an der Pflege Beteiligten gegebenenfalls Änderungen am Maßnahmenplan vor.«* Nachdem die Informationen gesammelt sind, die Bedürfnisse des Klienten erfasst und daraus die entsprechenden Angebote abgeleitet wurden, muss evaluiert werden, wie erfolgreich das Angebot war. Aufzunehmen sind die vier Aspekte:
  - Stimmung, Affekt,
  - Beziehung und Interaktion,
  - Bestätigung und Eingebunden-Sein,
  - Sicherheit und Geborgenheit.

- Wegen dieser vier Aspekte muss die Pflegefachkraft u. a. fragen:
  - Wie wirkt der Klient auf mich? (ruhig, entspannt, angespannt, ängstlich, suchend etc.)
  - Wie schaut er umher? (suchend, ängstlich, lächelnd, entspannt, schaut gar nicht, ist in sich gekehrt etc.)
  - Wie reagiert er auf andere (Pflege, Betreuung, Externe, Mitbewohner etc.)
  - Wie reagiert er in bestimmten Situationen?
  - Welche Kontakte hat er?
  - Geht er auf andere zu, wendet er sich von anderen ab?
  - Wie reagiert er auf bestimmte Angebote, wie ist er beteiligt?
  - Wie wirkt er, wenn Angehörige ihn besuchen, wie reagiert er bei und nach dem Besuch?
  - Inwieweit sind die Angehörigen in den Prozess der person-zentrierten Pflege und der beziehungsfördernden und -gestaltenden Pflege einbezogen?

4.9.5 Ergebnisqualität

Wenn die nötigen Strukturen geschaffen sind und die entsprechend benötigten Prozesse eingeleitet, sind folgende Ergebnisse erreicht:

- Der Mensch mit Demenz wird durch die person-zentrierte Haltung aller in seiner Person und Einzigartigkeit wahrgenommen.
- Die identifizierten person-zentrierten Unterstützungsbedarfe sind in einem Maßnahmenplan hinterlegt.
- Die Information, die Angebote und Beratung sind dokumentiert.
- Die Angehörigen sind einbezogen und kennen ihrerseits die beziehungsfördernden und -gestaltenden Maßnahmen.
- Die Pflege und Betreuung geschieht person-zentriert, beziehungsfördernd und -gestaltend.
- Der Mensch mit Demenz zeigt Anzeichen, dass seine Gefühle erhalten oder gefördert ist, dass er sich verstanden, angenommen fühlt und mit anderen verbunden.
- Die entsprechenden Beobachtungen und Handlungen sind dokumentiert, bei Bedarf werden Änderungen des Maßnahmenplans eingeleitet.

Dokumentation (im AEDL-Modell)

Pflegeplanung

- Ressourcen: »Frau W. ist selbstbestimmt, weiß, was sie will, war Bäuerin und hat acht Kinder erzogen, hat sich immer um alles gekümmert, ihr macht man so schnell nichts vor. Reagiert positiv, wenn sie die Entscheidung selbst treffen kann.« – »Herr Z. hat Bilder an der Wand von seinem Hund, erzählt gern von seinem Rex.« – »Frau A. ist eher ruhig und zurückgezogen, aber kümmert sich gern, wenn man sie um etwas bittet. Sie war eine gute Hausfrau wie sie sagt und weiß viele Rezepte.« – »Herr V. war früher beim TÜV als Werkstoffprüfer, hat gern etwas zu tun, die Augen leuchten, wenn er um etwas gebeten wird.« – »Frau U. wirkt offen für Neues, ist nicht festgefahren in Ritualen, genießt Aufmerksamkeit. Liebt die Farbe Rot.« – »Frau L. geht auf andere zu, spricht ungehemmt auch mit Fremden, wenn sie mit »Lisa« angesprochen wird, gibt ihr das Sicherheit.« – »Frau E. ist immer beschäftigt mit sich und ihrer Kleidung oder Aufräumen der Schränke, sie hat offenbar nie Langeweile.«
- Probleme: »Frau W. versteht oft nicht, was man von ihr will. Das Duschen am Freitag gestaltet sich mitunter schwierig, weil sie bereits angezogen ist und sich nicht mehr auskleiden lassen möchte. Die Tochter besteht auf dem Duschtag.« – »Herr Z. ist viel allein und sitzt nur auf seinem Sessel, er hat kaum Anreize, weil er allein wohnt.« – »Frau A. sitzt immer in der äußersten Ecke des Aufenthaltsraums, nimmt von sich aus keinen Kontakt mit anderen auf, sieht eher unglücklich aus, wenn sie hergebracht wird.« – »Herr V. ist agil, läuft viel, andere Gäste fühlen sich gestört, versuchen ihn zu reglementieren.« – »Frau U. setzt sich hin, wo sie möchte, was insbesondere bei zwei Mitbewohnerinnen für Unmut sorgt, weil sie ihren Platz behaupten.« – »Frau L. ruft immer wieder »Hallo« und läuft alle Zimmer ab, sobald sie sich allein fühlt, das stört Mitbewohner.« – »Frau E. möchte ihre schmutzige Wäsche nicht ausziehen, sagt, die sei noch gut, sieht Verschmutzungen nicht und nimmt den Uringeruch wohl nicht wahr.«
- Ziele: »Frau W. entscheidet selbst, hat einen Kalender.« – »Herr Z. bekommt stundenweise den Hund der Nachbarin anvertraut.« – »Frau A. hat eine Person bei sich, mit der sie sich unterhält.« – »Herr V. trägt eine Liste mit sich herum, ist beschäftigt.« – »Frau U. hat ihren eigenen »besonderen« Platz, worauf sie stolz ist.« – »Frau L. fühlt sich nicht so al-

lein, akzeptiert die Puppe zum Kümmern.« – »Frau E. tauscht Kleidung in Form eines Handels.«

- Maßnahmen: »Frau W. auf dem Kalender eintragen lassen, wann sie duschen möchte, jeweils von einer Woche auf die andere. Wenn sie dennoch an dem Tag nicht duschen möchte, ein Fußbad anbieten oder Rücken waschen.« – »Herr Z: Die Nachbarin hat einen Hund, der immer wieder am Gartenzaun entlang läuft. Die Nachbarin fragen, ob sie den Hund stundenweise zu Herrn Z. in die Wohnung lässt oder vielleicht Herrn Z. bei Gassigängen mitnimmt.« – »Frau A. bekommt Einzelbetreuungsangebote in Form von Vorlesen, Spazieren, bis sie sich etwas eingewöhnt oder Kontakt geschlossen hat. Kontakt mit Frau C. fördern, die beiden haben ähnliche Einstellungen und Ansichten.« – »Herr V. erhält einen Schreibblock mit Liste. Diese kann er mit sich führen und bestimmte Dinge abhaken. Für jeden Wochentag eine Liste machen (Zählen von Stühlen, Tischen, Gläsern etc.) Zudem Zollstock mitgeben, er misst gern.« – »Frau U. wird bei Betreten des Raums auf »ihren besonderen« Platz geleitet. Dieser Stuhl ist mit einer roten Fahne versehen, die von der Tür aus gut zu sehen ist und auf dem Tisch liegt immer ein rotes Tischset. Betonen, dass das »Lisas Platz« ist.« – »Frau L. bekommt versuchsweise eine Puppe in den Arm gelegt, die Geräusche macht. Die Puppe muss immer viele Kleidungsstücke tragen. Auf dem Flur werden ein Bettchen und ein Wagen bereitgestellt.« – »Frau E.: Wenn sie die Kleidung nicht wechseln möchte, wird ihr je ein Teil zum Tausch angeboten. Sie reagiert gut auf das verschwörerische »Frau E., ich habe hier ein neues Hemd für Sie, kann ich dafür Ihres bekommen?« Zudem die Möglichkeit bieten, dass sie ihre Wäsche am Waschbecken selbst auswäscht.«
- Durchführung
  - Dokumentieren Sie
  - die wesentlichen biografischen Daten. Es geht oft weniger um Lebensdaten als um Eckpunkte im Leben, die beeinflussend sind. Es ist ggf. für einen Klienten nicht wichtig, in welchem Ort er geboren wurde, weil er woanders aufwuchs. Für den anderen ist der Geburtsort aber auch der Lebensraum, den er gewohnt ist
  - die Reaktion, das Verhalten, die Interaktion und Kommunikation ihres Klienten
  - die Angehörigen, deren Einbindung

- die Angebote und Maßnahmen, die beziehungsfördernd und -gestaltend sind
- die Evaluation und ihren Erfolg, den Sie mit all ihrem Bemühen um den Klienten erreicht haben. Haben Sie die Ziele nicht erreicht, der Klient fühlt sich nicht angenommen, wohl und mit anderen verbunden, so ergreifen Sie neue Maßnahmen. Es darf nicht der Tag kommen, an denen Ihnen nichts mehr

Dokumentation (im Strukturmodell)

In jedem Themenfeld, in denen man Beobachtung macht, trägt man diese Beobachtung ebenso ein wie die Perspektive des Klienten und seine Reaktion auf das Umfeld. Beispiele:

Themenfeld 1:

- Aussage: »Zum Glück habe ich noch meinen Verstand zusammen und bin nicht dumm. Ich war auf einer guten Schule, ich war überall beliebt.« Einschätzung: Frau K. ist empfänglich für ehrliches Lob, wenn ihr ein Sprichwort einfällt oder man sie um Rat fragt. Wenn sie andere Bewohner reglementiert, kann man ihr erklären, dass diese eben nicht auf der gleichen Schule gewesen seien. Dann lobt sie ihre Schule und ist abgelenkt.
  Oder
- Aussage: »Wenn ich nur mal nicht meine Gedanken verliere wie die anderen hier, ist doch furchtbar.« Einschätzung: Frau R. vergisst vieles im Alltag, aber man kann sie gut darauf hinweisen, indem man sagt: »Frau R., sie wollten doch noch ...« Wenn man sie bittet, anderen zu helfen, macht sie das gern und fühlt sich dann besser, weil sie vermeintlich mehr kann als andere.

Themenfeld 1 oder 2:

- Einschätzung: Herr J. läuft unentwegt den Flur auf und ab, er geht sicher ohne Hilfsmittel. Er hält sich am Handlauf fest, weicht anderen Bewohnern aus, bleibt möglichst auf der rechten Seite. Am Flurende dreht er um und geht zurück. Er spricht mit niemandem, schaut aber jedem Entgegenkommenden ins Gesicht. Lächelt auf Ansprache, bleibt aber selten stehen.

Themenfeld 5:

- Aussage: »Mein Mann weiß nichts mehr, ich denke, er kennt mich manchmal nicht einmal mehr. Wir sind über 50 Jahre verheiratet, das ist traurig, aber so ist der Lauf der Dinge, wenn man Demenz hat.« Einschätzung: Herr A. spricht nicht, sitzt gern allein, schaut aus dem Fenster, sieht nicht unzufrieden aus. Seine Frau kümmert sich rührend um ihn. Sie hat gelernt, dass sie nichts persönlich nehmen soll. Zu Spaziergängen kann Herr A. motiviert werden. Wenn er nicht mag, steht er nicht auf oder dreht den Kopf weg.

In den Maßnahmenplan oder die Tagesstruktur trägt man entsprechend die geplanten Maßnahmen ein, führt diese wie geplant durch. Abweichungen werden im Pflegebericht mit Begründung niedergeschrieben. Dieser Plan wird regelmäßig und bei allen Veränderungen evaluiert.

Wichtig **Bezug zu den neuen Qualitätsindikatoren und der -prüfung**

Einen Qualitätsindikator für den Umgang mit herausforderndem Verhalten gibt es (leider) nicht. Aber: In der externen Prüfung stationär gibt es jetzt einen Qualitätsaspekt 4.3 sowie in der Tagespflege den Qualitätsaspekt 4.2 »Unterstützung von versorgten Personen mit herausfordernd erlebtem Verhalten und psychischen Problemlagen«*. Und hier gibt es drei Leitfragen, die genau auf diesen Expertenstandard abzielen.

In der ambulanten Pflege gibt es erstmals den Qualitätsaspekt 2.4 »Unterstützung bei Verhaltensauffälligkeiten und psychischen Problemlagen«**. Auch hier ist der Bezug zum Expertenstandard klar erkennbar.

* MuG, Anlage 1, Prüfbogen A

** Büscher et al. 2018, S. 190

5 Qualitätsindikatoren (QI) – Aufbau und Logik

2009 wurden in Deutschland nach Prüfungen der Pflegeeinrichtungen und ambulanten Dienste erstmals Noten vergeben. Dieses Prüfsystem, gern auch »PflegeTÜV« genannt, wurde recht bald zur Farce. Geprüft wurde nicht die Versorgungsqualität des Pflegebedürftigen, sondern allein die Dokumentationsqualität. Es war unerheblich, wie man das Insulin verabreichte, Hauptsache, die verordneten Einheiten wurden korrekt dokumentiert. Es wurde nicht geprüft, wie dem Pflegebedürftigen das Essen verabreicht wurde, geprüft wurde lediglich die Dokumentation zu diesem verabreichten Essen. Mit anderen Worten, es gab – teils zurecht – viel Kritik am alten System. Es war an der Zeit, dieses zu ändern. Die Änderungen wurden von der Regierung in Auftrag gegeben und es dauerte Jahre, bis alle Vertragsparteien zugestimmt hatten, sodass endlich die Ergebnisqualität beim Pflegebedürftigen geprüft wird und nicht allein die Dokumentation.

Seit 2011 sollten nach Gesetzeswunsch zudem alle Einrichtungen in Deutschland mindestens jährlich und bei Anlass zusätzlich geprüft werden. Das ist bis heute nicht gelungen.

Wenn Sie sich diese Grafik des MDS[63] (▶ Abb. 11) ansehen, erkennen Sie, dass rund 4.000 Einrichtungen in Deutschland nicht geprüft wurden. Es gab bereits 2017[64] über 14.050 ambulante Dienste und über 14.480 stationäre Einrichtungen.

---

[63] https://www.mds-ev.de/mdk-statistik/pflege-qualitaetspruefungen.html

[64] Zahlen und Fakten Bundesministerium für Gesundheit vom 28. Juli 2020

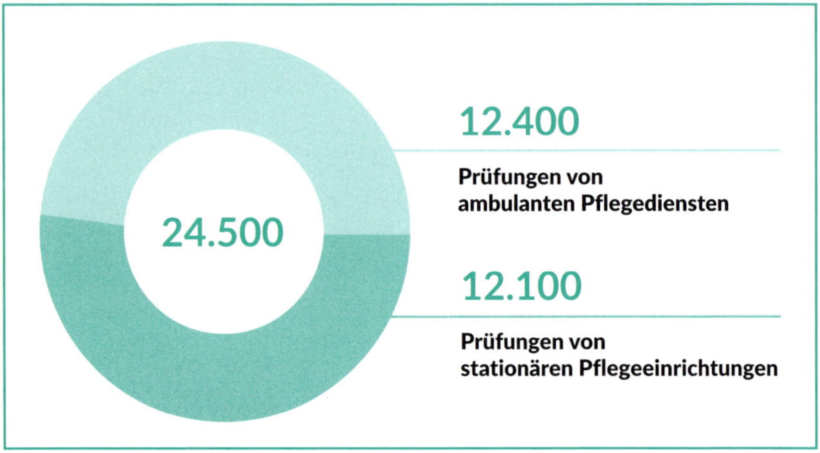

Abb. 11: MDK-Pflege-Qualitätsprüfungen 2019.

5.1 Seit 2019 wird Qualität anders ermittelt

Die qualitätsindikatorengestützte Qualitätsprüfung für die stationäre Pflege begann am 1. N ovember 2019. Diese Qualitätsindikatoren (QI) wurden erstmals ab dem 1. Oktober 2019 erfasst und im Jahr 2020 musste jede Einrichtung mindestens einmal einen Datensatz an die DAS (Datenauswertungsstelle) übermittelt haben.

Die Prüfungen durch den MDK erfolgten stationär ab dem 1. November 2019. QI und externe Prüfungen lösen die altbekannten Pflegenoten endgültig ab. Die Tagespflege beginnt ab dem 1. April 2021 mit den neuen Prüfungen und die ambulante Pflege folgt voraussichtlich 2022.

Für die ambulante Pflege sowie die Tagespflege wird es vorerst keine Qualitätsindikatoren wie für die stationäre Pflege geben. Es gibt derzeit keine Lösung dafür, wie intern ermittelte Werte vergleichbar dargelegt werden könnten.

Die Prüfungen, wie wir sie aus den letzten beiden Jahrzehnten (erste Prüfungen durch den MDK gab es bereits 1996) kennen, haben ausgedient. Der MDK, später auch die Prüfer der PKV, führten jeweils Stichprobenprüfungen durch. Die waren stets ein Glücksspiel: Welche Akte wurde gezogen, welcher Mitarbeiter hatte diese Akte bearbeitet? Welches Steckenpferd hatte der Prüfer? Wie gab sich der Klient an diesem Tag? etc. Hatte man keinen Klienten mit Schmerzen, wurden diese Prüffragen einfach nicht herangezogen und als »n.z.« (nicht zutreffend) gewertet. Der Prüfaspekt schlug sich entsprechend nicht im Prüfergebnis nieder. Weder positiv noch negativ.

Im neuen System erfolgt durch die Qualitätsindikatoren zumindest stationär eine Art Vollprüfung für bestimmte Risikobereiche. Es werden Daten über alle Bewohner eines Heimes erfasst und bewertet. Diese Daten werden an eine unabhängige Stelle gesendet, die Datenauswertungsstelle (DAS), dort verarbeitet und der Einrichtung zurückgespielt.

MDK- und/oder PKV-Prüfer erheben weiter Stichprobenprüfungen. Diese externen Prüfungen waren bisher sehr dokumentationslastig. War die Lagerung abgezeichnet, wurde dies positiv bewertet; hatte das Bewegungsprotokoll Lücken, war das Ergebnis entsprechend negativ. Ob der Klient richtig gelagert war oder einen Dekubitus erlitten hatte, war Nebensache bei den Transparenzkriterien.

Wenn man es geschafft hat, keine Bettgitter anzuwenden, war dies kein positives Ergebnis, sondern ergab lediglich ein »nicht zutreffend« im Prüfbericht. Die guten Ergebnisse waren nach außen nicht darstellbar.

Fazit **Die umfangreiche Prüfung ist da**

Die Qualitätsindikatoren werden aktuell nur in vollstationären Einrichtungen erhoben, nicht ambulant und nicht in der Tagespflege. Und: Sie sind eine Vollerhebung über den Ergebnisstand in verschiedenen pflegerischen Bereichen.

5.1.1 Entwicklung des Systems

Bereits 2008 erteilte die damalige Bundesgesundheitsministerin Ulla Schmidt den Auftrag, Instrumente zu finden, mit denen sich die Ergebnisqualität in Einrichtungen ermitteln lässt. Das Projekt »Entwicklung und Erprobung von Instrumenten zur Beurteilung der Ergebnisqualität in der stationären Altenhilfe« war geboren. Bis ins Jahr 2011 hinein wurde geforscht. Dann legte das Institut für Pflegewissenschaft an der Universität Bielefeld (IPW) unter der Leitung von Klaus Wingenfeld seinen Bericht vor. Zu dieser Zeit war Ulla Schmidt als Auftraggeberin schon nicht mehr Ministerin.

In den Folgejahren wurde das Thema nicht vehement weiter vorangetrieben, aber flankiert durch weitere Methoden der Ergebnismessung. Dazu gehörten z. B. das »Ergebnisorientierte Qualitätskonzept Münster« (EQMS), das Projekt »Ergebnisqualität in der stationären Altenhilfe« (EQisA) sowie »Pflegequalität Hannover«.

Bereits in dieser Zeit kam der Gedanke auf, die interne Ergebnismessung mit der externen Prüfung durch MDK- und PKV-Prüfteams zu verknüpfen. Das ist umso erstaunlicher, wenn man sich das heutige Ergebnis anschaut. Statt eine einheitliche Struktur zu entwickeln, passt kaum etwas zueinander. Eine »Verzahnung« sei gelungen, sagte der Wissenschaftler[65], ich sehe das anders.

Für das neue ergebnisorientierte System[66] wurde einiges diskutiert, probiert und verworfen. Bis man zunächst die folgenden neun Bereiche unterschied:

1. Auswahl der Einrichtung und Heimeinzug
2. Gesundheitliche Versorgung und soziale Unterstützung
3. Konzeptionelle Grundlagen, Methoden und Instrumente
4. Alltagsleben und Förderung sozialer Kontakte der Bewohner

---

[65] Wingenfeld K et al. (2018): Entwicklung der Instrumente und Verfahren für Qualitätsprüfungen nach §§ 114ff. SGB XI und die Darstellung nach § 115 Abs. 1a SGB XI in der stationären Pflege. Abschlussbericht: Darstellung der Konzeptionen für das neue Prüfverfahren und die Qualitätsdarstellung. Bielefeld/Göttingen, 3. September 2018, S. 20

[66] Vgl. Wingenfeld K et al. (2017): Entwicklung, der Instrumente und Verfahren für Qualitätsprüfungen nach §§ 114ff. SGB XI und die Qualitätsdarstellung nach § 115 Abs. 1a SGB XI in der stationären Pflege. Zweiter Zwischenbericht: Definition zentraler Konzeptbausteine, Bielefeld/Göttingen 15. September 2017

5. Schutz von Persönlichkeitsrechten und Unversehrtheit
6. Materielle und räumliche Umgebung
7. Personelle Voraussetzungen und Arbeitsorganisation
8. Management
9. Qualitätssicherung/Qualitätsmanagement

Neben den unterschiedlichen Bereichen war auch die Methode der Prüfung strittig: »*Auch die Diskussion in den beteiligten Expertengruppen führte zu keiner Klärung. Hier wurden Vor- und Nachteile der jeweiligen Verfahren unterschiedlich akzentuiert, ohne dass am Ende eine Tendenz auszumachen war. Keines der beiden Verfahren stellt eine ideale Lösung dar*«.[67]

Die Wissenschaftler feilten weiter am System. Heraus kamen ein Abschlussbericht[68] für stationäre Einrichtungen mit 624 Seiten und ein Abschlussbericht[69] für die ambulanten Pflegedienste mit 413 Seiten. Daraus wurden schließlich die MuG, die »Maßstäbe und Grundsätze für die Qualität, zur Qualitätssicherung und -darstellung sowie für die Entwicklung eines einrichtungsinternen Qualitätsmanagements nach § 113 SGB XI« (die Verpflichtung der Einrichtungen)[70] und die Qualitätsprüfungs-Richtlinien[71], welche die Prüffragen und die Bewertungen regeln.

5.1.2 Die interne Erfassung zu den Qualitätsindikatoren – vorerst nur stationär

Erstmals in Deutschland werden alle stationären Einrichtungen für alle ihre Klienten Daten erfassen und diese an die Datenauswertungsstelle (DAS) melden (▶ Kap. 5.2). Für jeden Pflegebedürftigen, der am Stichtag in der Einrichtung lebt, sind 98 Fragen zu beantworten. Diese Erhebungsreports mit zehn Qualitätsindikatoren werden über die MuG geregelt, die am 11. Februar 2019 verabschiedet wurde. Die im Manual enthaltenen 98 Fragen

---

67 Wingenfeld K 2017, S. 34
68 Wingenfeld 2018
69 Büscher 2018
70 https://www.gs-qsa-pflege.de/dokumente-zum-download/
71 QPR 2018

dienen dazu, daraus zehn Qualitätsindikatoren[72] mit insgesamt 15 Kennzahlen aus drei Qualitätsbereichen zu generieren:

Qualitätsbereich 1: Erhalt und Förderung von Selbstständigkeit

1. Erhaltene Mobilität*
2. Erhaltene Selbstständigkeit bei alltäglichen Verrichtungen (z. B. Körperpflege)*
3. Erhaltene Selbstständigkeit bei der Gestaltung des Alltagslebens und sozialer Kontakte

Qualitätsbereich 2: Schutz vor gesundheitlichen Schädigungen und Belastungen

1. Dekubitusentstehung*
2. Schwerwiegende Sturzfolgen*
3. Unbeabsichtigter Gewichtsverlust*

Qualitätsbereich 3: Unterstützung bei spezifischen Bedarfslagen

1. Durchführung eines Integrationsgesprächs
2. Anwendung von Gurten
3. Anwendung von Bettseitenteilen
4. Aktualität der Schmerzeinschätzung

Das »*« bedeutet: Für diese Qualitätsindikatoren gibt es jeweils zwei Risikogruppen und somit eine getrennte Bewertung.

Die Unterscheidung der Risikogruppen wird wie folgt vorgenommen:

Unterscheidung der QI 1, 2, 5 und 6 für Bewohner,

- die **keine oder geringe kognitive Beeinträchtigungen** (Menschen, die im BI-Modul 2 weniger als 6 Punkte haben) aufweisen,
- die **mindestens erhebliche kognitive Beeinträchtigungen** (gemäß Wertung des BI-Moduls 2 mindestens 6 und mehr Punkte aufweisen).

---

[72] Anlage 2 der Maßstäbe und Grundsätze für die Qualität, die Qualitätssicherung und -darstellung sowie für die Entwicklung eines einrichtungsinternen Qualitätsmanagements nach § 113 SGB XI in der vollstationären Pflege. https://www.gs-qsa-pflege.de/dokumente-zum-download/

Unterscheidung des Indikators 4 (Dekubitusentstehung) für Bewohner,

- die beim Positionswechsel im Bett **selbstständig oder überwiegend selbständig** sind (Merkmal 1 im BI-Modul Frage 1.1., mit 1 Punkt und weniger bewertet),
- die beim Positionswechsel im Bett **überwiegend unselbstständig oder unselbstständig** sind (Merkmal 1 im BI-Modul Frage 1.1, mit 2 oder 3 Punkten bewertet).

Indikator 8 und 9 – Anwendung von Gurten/Bettseitenteilen:

- einbezogen werden nur die Klienten, die **mindestens erhebliche kognitive Beeinträchtigungen** (gemäß BI-Modul 2, mindestens 6 und mehr Punkte).

5

Wichtig

Ein einziger Punkt kann entscheidend sein

Da bereits 1 Punkt darüber entscheidet, in welche Risikogruppe ein Klient gehört, und später bei der Frage, ob die Selbstständigkeit erhalten werden konnte, ebenfalls 1 Punkt entscheidet, ist es wichtig, das BI und seine Bewertungssystematik zu kennen (▶ Kap. 3).

In der Anlage 3 der MuG finden sich die sog. »Variablen zur Erfassung von Versorgungsergebnissen«[73]. Die Nr. 1–9 dienen Einrichtungskennung, Wohnbereich, Bewohner-Code/Pseudonym, Datum der Erhebung/des Einzugs, Geburtsdatum, Geschlecht und Pflegegrad. Mit der fortlaufenden Nummer 10 beginnen dann die Variablen bzw. Fragen, die nun halbjährlich zu beantworten sind.

---

[73] MuG, Anlage 3, https://www.gs-qsa-pflege.de/dokumente-zum-download/

Fazit **Jederzeit vergleichbar**

Mit den zehn QI stehen die Einrichtungen also künftig alle sechs Monate im Internet im direkten Vergleich miteinander. Die Vergleichswerte werden alle sechs Monate angepasst.

Es sei denn, die Plausibilitätskontrolle (▶ Kap. 6.3) des Prüfteams ergab Abweichungen, dann werden die QI nicht veröffentlicht.

5.1.3 Mit den 98 Fragen müssen Sie umgehen lernen

Elektronische Dokumentation

Die meisten großen EDV-Hersteller von Pflegedokumentationen basteln seit Monaten an Lösungen, um die Daten automatisch zu generieren. Das ist teils nicht schwer, wenn es beispielsweise um Stammdaten geht. Teils erscheint es unmöglich, wenn bspw. der Grund einer Krankenhauseinweisung erfasst werden muss. Denn im Manual werden Daten nur anhand von Zahlen und einzelnen Buchstaben erfasst. Erkrankungen werden nicht nach ICD kodiert, sondern von A-I nummeriert.

Lassen Sie uns im Folgenden einen etwas genaueren Blick auf die Fragen bzw. Variablen werfen und einige wichtige Details erläutern.

Die Fragen 1–9 sind Stammdaten und können einfach übertragen werden. Frage 10–25 sind sogenannte Ausschlussfragen (▶ Tab. 18), hier müssen alle EDV-Anbieter nacharbeiten, eben aufgrund der bisher unterschiedlichen Herangehensweise bei der Erfassung dieser Daten wie den Erkrankungen.

Tab. 18: Variablen zur Erfassung von Versorgungsergebnissen (10–25)

Nr.	Inhalt/Frage	Fragentyp/ Ausprägung	Antwortvorgaben/ Spezifikation
10	Ist es bei dem Bewohner bzw. der Bewohnerin seit der letzten Ergebniserfassung zu einem Apoplex gekommen?	Einfachauswahl [1;2]	1 = ja 2 = nein
11	Wenn ja, Datum angeben:	Datumsauswahl [Datum]	Format: TT.MM.JJJJ
12	Ist es bei dem Bewohner bzw. der Bewohnerin seit der letzten Ergebniserfassung zu einer Fraktur gekommen?	Einfachauswahl [1;2]	1 = ja 2 = nein
13	Wenn ja, Datum angeben:	Datumsauswahl [Datum]	Format: TT.MM.JJJJ
14	Ist es bei dem Bewohner bzw. der Bewohnerin seit der letzten Ergebniserfassung zu einem Herzinfarkt gekommen?	Einfachauswahl [1;2]	1 = ja 2 = nein
15	Wenn ja, Datum angeben:	Datumsauswahl [Datum]	Format: TT.MM.JJJJ
16	Ist es bei dem Bewohner bzw. der Bewohnerin seit der letzten Ergebniserfassung zu einer Amputation gekommen?	Einfachauswahl [1;2]	1 = ja 2 = nein
17	Wenn ja, Datum angeben:	Datumsauswahl [Datum]	Format: TT.MM.JJJJ
Krankenhausbehandlung			
18	Wurde der Bewohner bzw. die Bewohnerin seit der letzten Ergebniserfassung in einem Krankenhaus behandelt?	Einfachauswahl [1–3]	1 = ja, einmal 2 = ja, mehrmals 3 = nein
19	Wenn ja: Geben Sie bitte den Zeitraum und Grund des Krankenhausaufenthalts an (bei mehreren Aufenthalten bitte den Aufenthalt mit der längsten Dauer wählen): Beginn Datum Aufenthalt	Datumsauswahl [Datum]	Format: TT.MM.JJJJ

5

Nr.	Inhalt/Frage	Fragentyp/ Ausprägung	Antwortvorgaben/ Spezifikation
20	Ende Datum Aufenthalt:	Datumsauswahl [Datum]	Format: TT.MM.JJJJ
21	Bei mehreren Krankenhausaufenthalten: Bitte Anzahl der Krankenhausaufenthalte seit der letzten Ergebniserfassung angeben:	Eingabefeld [Zahl]	Ganze Zahl 0–999
22	Bei mehreren Krankenhausaufenthalten: Bitte Gesamtzahl der Tage angeben, die der Bewohner bzw. die Bewohnerin bei diesen Aufenthalten im Krankenhaus verbracht hat:	Eingabefeld [Zahl]	Ganze Zahl 0–999
23	Wird der Bewohner bzw. die Bewohnerin beatmet?	Einfachauswahl [Zahl]	1 = ja, invasive Beatmung 2 = ja, aber nicht invasiv 3 = nein
24	Bewusstseinszustand des Bewohners bzw. der Bewohnerin:	Einfachauswahl [1–5]	1 = wach 2 = schläfrig 3 = somnolent 4 = komatös 5 = Wachkoma
25	Bitte kreuzen Sie an, welche ärztlichen Diagnosen für den Bewohner bzw. die Bewohnerin vorliegen:	Mehrfachauswahl A-I [0;1]	0 = trifft nicht zu; 1 = trifft zu A = Bösartige Tumorerkrankung B = Tetraplegie/ Tetraparese C = Chorea Huntington D = Apallisches Syndrom E = Diabetes Mellitus F = Demenz G = Morbus Parkinson H = Osteoporose I = Multiple Sklerose

Tipp

Ihr Softwarehersteller soll die Erkrankungen künftig so aufschlüsseln wie das Manual aufgebaut ist. D. h. in den Stammdaten werden die Buchstaben A-I für die genannten Erkrankungen zum Ankreuzen hinterlegt. Statt wie bisher nur die Diagnose einzutragen wenn ein Bewohner einzieht oder aus dem Krankenhaus zurückkommt, kann zudem auch angekreuzt werden, wegen welcher Erkrankung der Bewohner im Krankenhaus war.
Das ist wichtig für die Fragen/Variablen 10, 12, 14, 16 und 25.

Die Fragen 26–64 (▸ Tab. 19) stammen original aus dem Begutachtungsinstrument und können wiederum von der EDV direkt aus der Software gezogen werden.

Tab. 19: Variablen zur Erfassung von Versorgungsergebnissen (26–64)

Nr.	Inhalt/Frage	Fragentyp/ Ausprägung	Antwortvorgaben/Spezifikation
BI-Modul: Mobilität			
26	Positionswechsel im Bett	Matrix-/ Tabellenfrage [0–3]	0 = selbständig 1 = überwiegend selbständig 2 = überwiegend unselbständig 3 = unselbständig
27	Halten einer stabilen Sitzposition	Matrix-/ Tabellenfrage [0–3]	0 = selbständig 1 = überwiegend selbständig 2 = überwiegend unselbständig 3 = unselbständig
28	Sich Umsetzen	Matrix-/ Tabellenfrage [0-3]	0 = selbständig 1 = überwiegend selbständig 2 = überwiegend unselbständig 3 = unselbständig

Nr.	Inhalt/Frage	Fragentyp/ Ausprägung	Antwortvorgaben/Spezifikation
29	Fortbewegen innerhalb des Wohnbereichs	Matrix-/ Tabellenfrage [0–3]	0 = selbständig; 1 = überwiegend selbständig; 2 = überwiegend unselbständig 3 = unselbständig
30	Treppensteigen	Matrix-/ Tabellenfrage [0–3]	0 = selbständig 1 = überwiegend selbständig 2 = überwiegend unselbständig 3 = unselbständig
BI-Modul 2: Kognitive und kommunikative Fähigkeiten			
31	Erkennen von Personen aus dem näheren Umfeld	Matrix-/ Tabellenfrage [0–3]	0 = vorhanden/unbeeinträchtigt 1 = größtenteils vorhanden 2 = in geringem Maße vorhanden 3 = nicht vorhanden
32	Örtliche Orientierung	Matrix-/ Tabellenfrage [0–3]	0 = vorhanden/unbeeinträchtigt 1 = größtenteils vorhanden; 2 = in geringem Maße vorhanden 3 = nicht vorhanden
33	Zeitliche Orientierung	Matrix-/ Tabellenfrage [0–3]	0 = vorhanden/unbeeinträchtigt 1 = größtenteils vorhanden; 2 = in geringem Maße vorhanden 3 = nicht vorhanden
34	Sich Erinnern	Matrix-/ Tabellenfrage [0–3]	0 = vorhanden/unbeeinträchtigt 1 = größtenteils vorhanden 2 = in geringem Maße vorhanden 3 = nicht vorhanden
35	Steuern von mehrschrittigen Alltagshandlungen	Matrix-/ Tabellenfrage [0–3]	0 = vorhanden/unbeeinträchtigt 1 = größtenteils vorhanden 2 = in geringem Maße vorhanden 3 = nicht vorhanden
36	Treffen von Entscheidungen im Alltagsleben	Matrix-/ Tabellenfrage [0–3]	0 = vorhanden/unbeeinträchtigt 1 = größtenteils vorhanden; 2 = in geringem Maße vorhanden 3 = nicht vorhanden

Nr.	Inhalt/Frage	Fragentyp/ Ausprägung	Antwortvorgaben/Spezifikation
37	Verstehen von Sachverhalten und Informationen	Matrix-/ Tabellenfrage [0–3]	0 = vorhanden/unbeeinträchtigt 1 = größtenteils vorhanden 2 = in geringem Maße vorhanden 3 = nicht vorhanden
38	Erkennen von Risiken und Gefahren	Matrix-/ Tabellenfrage [0–3]	0 = vorhanden/unbeeinträchtigt 1 = größtenteils vorhanden 2 = in geringem Maße vorhanden 3 = nicht vorhanden
39	Mitteilen von elementaren Bedürfnissen	Matrix-/ Tabellenfrage [0–3]	0 = vorhanden/unbeeinträchtigt 1 = größtenteils vorhanden 2 = in geringem Maße vorhanden 3 = nicht vorhanden
40	Verstehen von Aufforderungen	Matrix-/ Tabellenfrage [0–3]	0 = vorhanden/unbeeinträchtigt 1 = größtenteils vorhanden 2 = in geringem Maße vorhanden 3 = nicht vorhanden
41	Beteiligung an einem Gespräch	Matrix-/ Tabellenfrage [0-3]	0 = vorhanden/unbeeinträchtigt 1 = größtenteils vorhanden 2 = in geringem Maße vorhanden 3 = nicht vorhanden
BI-Modul 4 Selbstversorgung: Angaben zur Versorgung			
42	Erfolgt die Ernährung des Bewohners bzw. der Bewohnerin parenteral oder über eine Sonde?	Einfach-auswahl [0;1]	0 = ja 1 = nein
43	Wenn ja: In welchem Umfang erfolgt eine künstliche Ernährung?	Einfach-auswahl [1–3]	1 = nicht täglich oder nicht dauerhaft 2 = täglich, aber zusätzlich zur oralen Ernährung 3 = ausschließlich oder nahezu ausschließlich künstliche Ernährung
44	Erfolgt die Bedienung selbständig oder mit Fremdhilfe?	Einfach-auswahl [1;2]	1 = selbständig 2 = mit Fremdhilfe

Nr.	Inhalt/Frage	Fragentyp/ Ausprägung	Antwortvorgaben/Spezifikation
45	Blasenkontrolle/ Harnkontinenz	Einfach- auswahl [1–5]	1 = Bewohner bzw. Bewohnerin hat einen Dauerkatheter oder ein Urostoma 2 = ständig kontinent 3 = überwiegend kontinent. Maximal 1x täglich inkontinent oder Tröpfchen-/Stress- inkontinenz; 4 = überwiegend (mehrmals täglich) inkontinent, gesteuerte Blasenentleerung ist aber noch möglich 5 = komplett inkontinent, gesteuerte Blasenentleerung ist nicht möglich
46	Darmkontrolle/ Stuhlkontinenz	Einfach- auswahl [1-5]	1 = Bewohner bzw. Bewohnerin hat ein Colo- oder Ileostoma 2 = ständig kontinent 3 = überwiegend kontinent, gelegentlich inkontinent 4 = überwiegend inkontinent, selten gesteuerte Darm- entleerung 5 = komplett inkontinent
BI-Modul 4 Selbstversorgung: Bewertung			
47	Waschen des vorderen Oberkörpers	Matrix-/ Tabellenfrage [0–3]	0 = selbständig 1 = überwiegend selbständig 2 = überwiegend unselbständig 3 = unselbständig
48	Körperpflege im Bereich des Kopfes	Matrix-/ Tabellenfrage [0–3]	0 = selbständig 1 = überwiegend selbständig 2 = überwiegend unselbständig 3 = unselbständig
49	Waschen des Intimbereichs	Matrix-/ Tabellenfrage [0–3]	0 = selbständig 1 = überwiegend selbständig 2 = überwiegend unselbständig 3 = unselbständig

Nr.	Inhalt/Frage	Fragentyp/ Ausprägung	Antwortvorgaben/Spezifikation
50	Duschen oder Baden einschließlich Waschen der Haare	Matrix-/ Tabellenfrage [0–3]	0 = selbständig 1 = überwiegend selbständig 2 = überwiegend unselbständig 3 = unselbständig
51	An- und Auskleiden des Oberkörpers	Matrix-/ Tabellenfrage [0–3]	0 = selbständig 1 = überwiegend selbständig 2 = überwiegend unselbständig 3 = unselbständig
52	An- und Auskleiden des Unterkörpers	Matrix-/ Tabellenfrage [0–3]	0 = selbständig 1 = überwiegend selbständig 2 = überwiegend unselbständig 3 = unselbständig
53	Mundgerechtes Zubereiten der Nahrung, Eingießen von Getränken	Matrix-/ Tabellenfrage [0–3]	0 = selbständig 1 = überwiegend selbständig 2 = überwiegend unselbständig 3 = unselbständig
54	Essen	Matrix-/ Tabellenfrage [0–3]	0 = selbständig; 1 = überwiegend selbständig; 2 = überwiegend unselbständig; 3 = unselbständig
55	Trinken	Matrix-/ Tabellenfrage [0–3]	0 = selbständig 1 = überwiegend selbständig 2 = überwiegend unselbständig 3 = unselbständig
56	Benutzen einer Toilette oder eines Toilettenstuhls	Matrix-/ Tabellenfrage [0–3]	0 = selbständig 1 = überwiegend selbständig 2 = überwiegend unselbständig 3 = unselbständig
57	Bewältigung der Folgen einer Harninkontinenz (auch Umgang mit Dauerkatheter/ Urostoma)	Matrix-/ Tabellenfrage [99;0–3]	99 = entfällt 0 = selbständig 1 = überwiegend selbständig 2 = überwiegend unselbständig 3 = unselbständig
58	Bewältigung der Folgen einer Stuhlinkontinenz (auch Umgang mit Stoma)	Matrix-/ Tabellenfrage [99;0–3]	99 = entfällt 0 = selbständig 1 = überwiegend selbständig 2 = überwiegend unselbständig 3 = unselbständig

Nr.	Inhalt/Frage	Fragentyp/ Ausprägung	Antwortvorgaben/Spezifikation
BI-Modul 6: Gestaltung des Alltagslebens und sozialer Kontakte			
59	Tagesablauf gestalten und an Veränderungen anpassen	Matrix-/ Tabellenfrage [0–3]	0 = selbständig 1 = überwiegend selbständig 2 = überwiegend unselbständig 3 = unselbständig
60	Ruhen und Schlafen	Matrix-/ Tabellenfrage [0–3]	0 = selbständig 1 = überwiegend selbständig 2 = überwiegend unselbständig 3 = unselbständig
61	Sich beschäftigen	Matrix-/ Tabellenfrage [0–3]	0 = selbständig 1 = überwiegend selbständig 2 = überwiegend unselbständig 3 = unselbständig
62	In die Zukunft gerichtete Planungen vornehmen	Matrix-/ Tabellenfrage [0–3]	0 = selbständig 1 = überwiegend selbständig 2 = überwiegend unselbständig 3 = unselbständig
63	Interaktion mit Personen im direkten Kontakt	Matrix-/ Tabellenfrage [0–3]	0 = selbständig 1 = überwiegend selbständig 2 = überwiegend selbständig 3 = unselbständig
64	Kontaktpflege zu Personen außerhalb des direkten Umfeldes	Matrix-/ Tabellenfrage [0–3]	0 = selbständig 1 = überwiegend selbständig 2 = überwiegend selbständig 3 = unselbständig

Die Fragen 65–72 (▶ Tab. 20) befassen sich mit der Frage ob, und wenn ja, ein Dekubitus welches Grades entstanden ist. Hier muss die EDV ggf. auch nacharbeiten, denn bei der Frage 65 (Dekubitus entstanden?) muss erkennbar, ob mit ja (einmal/mehrmals) bzw. nein geantwortet wurde.

Tab. 20: Variablen zur Erfassung von Versorgungsergebnissen (65–72)

Nr.	Inhalt/Frage	Fragentyp/ Ausprägung	Antwortvorgaben/Spezifikation
Dekubitus			
65	Hatte der Bewohner bzw. die Bewohnerin in der Zeit seit der letzten Ergebniserfassung einen Dekubitus?	Einfachauswahl [1–3]	1 = ja, einmal 2 = ja, mehrmals 3 = nein
66	Maximales Dekubitusstadium im Beobachtungszeitraum:	Einfachauswahl [1–4; 99]	1 = Kategorie/Stadium 1 2 = Kategorie/Stadium 2 3 = Kategorie/Stadium 3 4 = Kategorie/Stadium 4 99 = unbekannt
67	Bitte Zeitraum angeben (nur Kategorie/Stadium 2, 3 oder 4 oder wenn Kategorie/Stadium unbekannt): Beginn Datum Dekubitus 1	Datumsauswahl [Datum]	Format: TT.MM.JJJJ
68	Ende Datum Dekubitus 1 (ggf. bis heute)	Datumsauswahl [Datum]	Format: TT.MM.JJJJ
69	Wo ist der Dekubitus 1 entstanden?	Einfachauswahl [1;4]	1 = in der Pflegeeinrichtung 2 = im Krankenhaus 3 = zuhause (vor dem Einzug) 4 = woanders
70	Beginn Datum Dekubitus 2	Datumsauswahl [Datum]	Format: TT.MM.JJJJ
71	Ende Datum Dekubitus 2 (ggf. bis heute)	Datumsauswahl [Datum]	Format: TT.MM.JJJJ
72	Wo ist der Dekubitus 2 entstanden?	Einfachauswahl [1;4]	1 = in der Pflegeeinrichtung 2 = im Krankenhaus 3 = zuhause (vor dem Einzug) 4 = woanders

Tipp

Auch hier sollte der Softwareanbieter die Systematik der Nummerierung aus dem Manual nehmen. Nicht nur Frage 65, ob ein Dekubitus entstanden ist, sondern auch die Stadien des Dekubitus und den Entstehungsort.

Gleiches gilt für die weiteren Fragen nach Gewichtsverlust (Variablen 73–76) (▶ Tab. 21).

Tab. 21: Variablen zur Erfassung von Versorgungsergebnissen (73–76)

Nr.	Inhalt/Frage	Fragentyp/ Ausprägung	Antwortvorgaben/Spezifikation
Körpergewicht und Größe			
73	Körpergröße in cm:	Eingabefeld [Zahl]	Ganze Zahl maximale Länge: 3 Stellen/ Bereich 100–250 cm
74	Aktuelles Körpergewicht in kg:	Eingabefeld [Zahl]	Maximale Länge: 5 Stellen
75	Datum Dokumentation des Körpergewichts	Datumsauswahl [Datum]	Format: TT.MM.JJJJ Begrenzung Zeitraum bis Erhebungsdatum
76	Bitte kreuzen Sie an, welche der folgenden Punkte laut Pflegedokumentation für den Bewohner bzw. die Bewohnerin seit der letzten Ergebniserfassung zutrafen:	Mehrfachauswahl A–E [0;1]	0 = trifft nicht zu 1 = trifft zu A = Gewichtsverlust durch medikamentöse Ausschwemmung B = Gewichtsverlust aufgrund ärztlich angeordneter oder ärztlich genehmigter Diät C = Mindestens 10 % Gewichtsverlust während eines Krankenhausaufenthalts

Nr.	Inhalt/Frage	Fragentyp/ Ausprägung	Antwortvorgaben/Spezifikation
			D = Aktuelles Gewicht liegt nicht vor. Bewohner bzw. Bewohnerin wird aufgrund einer Entscheidung des Arztes bzw. der Ärztin oder der Angehörigen oder eines Betreuers bzw. einer Betreuerin nicht mehr gewogen E = Aktuelles Gewicht liegt nicht vor. Bewohner bzw. Bewohnerin möchte nicht gewogen werden.

5

Natürlich kann die EDV die relevanten Gewichtsverluste von 10 Prozent ausfiltern. Aber es geht auch um das Hinterlegen von Ziffern für die Gründe eines Gewichtsverlustes (Frage 76).

Beim Sturzgeschehen (▶ Tab. 22) hat es die EDV wieder leicht, die Daten zu erfassen bspw. aus dem Sturzprotokoll zu ersehen. Aber es geht auch hier für die Einrichtung wieder darum, dass nach einem Sturz erfasst werden soll, welche Folge der Sturz möglichweise hatte.

Tab. 22: Variablen zur Erfassung von Versorgungsergebnissen (77–78)

Nr.	Inhalt/Frage	Fragentyp/ Ausprägung	Antwortvorgaben/Spezifikation
Sturzfolgen			
77	Ist der Bewohner bzw. die Bewohnerin seit der letzten Ergebniserfassung gestürzt?	Einfachauswahl [1–3]	1 = ja, einmal 2 = ja, mehrmals 3 = nein
78	Wenn ja: Welche Sturzfolgen sind aufgetreten? (Mehrfachangaben möglich)	Mehrfachauswahl A–F [0;1]	0 = trifft nicht zu 1 = trifft zu A = Frakturen B = ärztlich behandlungsbedürftige Wunde C = erhöhter Unterstützungsbedarf bei Alltagsverrichtungen D = erhöhter Unterstützungsbedarf bei der Mobilität E = keine der genannten Folgen ist aufgetreten

Tipp
Da sich bereits Frage 12 mit Frakturen beschäftigt, wäre hier eine Verknüpfung sicher einfach. Um automatisch zu übertragen, ob eine ärztliche Behandlung erforderlich war, muss einfach ein zusätzlicher Button beim Sturzprotokoll geschaffen werden.

Die Frage, ob aus einem Sturz ein erhöhter Unterstützungsbedarf in der Alltagsverrichtung erwachsen ist, ist vermutlich nicht immer so einfach darzustellen. Ob ein erhöhter Unterstützungsbedarf in den Alltagsverrichtungen vorliegt, kann relativ seriös aus dem Begutachtungsinstrument abgeleitet werden. Dazu sind lediglich ein ausgefülltes BI vor dem Sturz und eines danach nötig. Das wird aber nicht in allen Fällen möglich sein. Stürzt jemand z. B. am 1. Juni und wird das BI erst wieder am 15. Oktober erhoben, kann sich ein erhöhter Unterstützungsbedarf auch durch andere Gründe ergeben haben.

Tipp
Wenn Sie das BI relativ zügig nach einem Sturz (mit Folgen) erheben, können Sie daraus mit hoher Sicherheit einen veränderten Unterstützungsbedarf ableiten.

Die Fragen bzw. Variablen 79–82 befassen sich mit freiheitseinschränkenden Maßnahmen bei Menschen mit kognitiven Einbußen (▶ Tab. 23).

Tab. 23: Variablen zur Erfassung von Versorgungsergebnissen (79–82)

Nr.	Inhalt/Frage	Fragentyp/ Ausprägung	Antwortvorgaben/Spezifikation
Anwendung von Gurten			
79	Wurden bei dem Bewohner bzw. der Bewohnerin in den vergangenen 4 Wochen Gurte angewendet?	Einfachauswahl [1;2]	1 = ja 2 = nein
80	Wenn ja: Wie oft wurden Gurte angewendet?	Einfachauswahl [1-4]	1 = täglich 2 = mehrmals wöchentlich 3 = 1x wöchentlich 4 = seltener als 1x wöchentlich
Bettseitenteile (nur durchgehende Seitenteile berücksichtigen)			
81	Wurden bei dem Bewohner bzw. der Bewohnerin in den vergangenen 4 Wochen Bettseitenteile angewendet?	Einfachauswahl [1;2]	1 = ja 2 = nein
82	Wenn ja: Wie oft wurden Bettseitenteile angewendet?	Einfachauswahl [1-4]	1 = täglich 2 = mehrmals wöchentlich 3 = 1x wöchentlich 4 = seltener als 1x wöchentlich

Tipp

Die Softwareentwickler sollten in der Lage sein, in diese einfachen Auswahlkriterien bei der Anwendung mechanischer freiheitseinschränkenden Maßnahmen zu hinterlegen, sodass im späteren Verlauf der Erhebung alle sechs Monate auf Knopfdruck diese Daten verfügbar sind.

Die Fragen 83–98 befassen sich mit Schmerz und Heimeinzug.

5

Tab. 24: Variablen zur Erfassung von Versorgungsergebnissen (83–98)

Nr.	Inhalt/Frage	Fragentyp/ Ausprägung	Antwortvorgaben/Spezifikation
Schmerz			
83	Liegen bei dem Bewohner bzw. der Bewohnerin Anzeichen für länger andauernde Schmerzen vor (z. B. Äußerungen des Bewohners bzw. der Bewohnerin oder Einnahme von Analgetika)?	Einfachauswahl [1;2]	1 = ja 2 = nein
84	Ist der Bewohner bzw. die Bewohnerin durch eine medikamentöse Schmerzbehandlung schmerzfrei?	Einfachauswahl [1;2]	1 = ja 2 = nein
85	Wurde bei dem Bewohner bzw. der Bewohnerin eine differenzierte Schmerzeinschätzung vorgenommen?	Einfachauswahl [1;2]	1 = ja 2 = nein
86	Datum Dokumentation der Schmerzeinschätzung	Datumsauswahl [Datum]	Format: TT.MM.JJJJ
87	Welche Informationen liegen über die Ergebnisse dieser Schmerzeinschätzung vor?	Mehrfachauswahl A–D [0;1]	0 = trifft nicht zu 1 = trifft zu A = Schmerzintensität B = Schmerzqualität C = Schmerzlokalisation D = Folgen für Lebensalltag
Einzug			
88	Ist der Bewohner bzw. die Bewohnerin nach der letzten Ergebniserfassung neu in die Einrichtung eingezogen?	Einfachauswahl [1;2]	1 = ja 2 = nein (weiter mit Frage 13)
89	Erfolgte der Einzug direkt im Anschluss an einen Kurzzeitpflegeaufenthalt in der Einrichtung (ohne zeitliche Lücke)?	Einfachauswahl [1;2]	1 = ja 2 = nein

Nr.	Inhalt/Frage	Fragentyp/ Ausprägung	Antwortvorgaben/Spezifikation
90	Wenn ja, Datum angeben:	Datumsauswahl [Datum]	Format: TT.MM.JJJJ
91	Ist der Bewohner bzw. die Bewohnerin innerhalb der ersten 8 Wochen nach dem Einzug länger als drei Tage in einem Krankenhaus versorgt worden?	Einfachauswahl [1;2]	1 = ja 2 = nein
92	Wenn ja, Datum angeben: (Beginn)	Datumsauswahl [Datum]	Format: TT.MM.JJJJ
93	Datum angeben: (Ende)	Datumsauswahl [Datum]	Format: TT.MM.JJJJ
94	Ist in den Wochen nach dem Einzug mit dem Bewohner bzw. der Bewohnerin und/oder einer seiner bzw. ihrer Angehörigen oder sonstigen Vertrauenspersonen ein Gespräch über sein bzw. ihr Einleben und die zukünftige Versorgung geführt worden?	Einfachauswahl [1–3]	1 = ja 2 = nicht möglich aufgrund fehlender Vertrauenspersonen des Bewohners bzw. der Bewohnerin 3 = nein, aus anderen Gründen
95	Wenn ja, Datum angeben:	Datumsauswahl [Datum]	Format: TT.MM.JJJJ
96	Wenn ja: Wer hat an dem Integrationsgespräch teilgenommen? (Mehrfachangaben möglich)	Mehrfachauswahl A–D [0;1]	0 = trifft nicht zu 1 = trifft zu A = Bewohner/Bewohnerin B = Angehörige C = Betreuer/Betreuerin D = andere Vertrauenspersonen, die nicht in der Einrichtung beschäftigt sind (bitte angeben):
97	andere Vertrauensperson angeben:	Eingabefeld [Text]	Freitextfeld ohne Begrenzung
98	Wurden die Ergebnisse dieses Gespräches dokumentiert?	Einfachauswahl [1;2]	1 = ja 2 = nein

5

Info

Für die Einrichtungen, die auf Papierdokumentation schreiben, ist es etwas mühsamer, die Daten zusammenzustellen. Denn man muss physisch jede einzelne Bewohnerakte in die Hand nehmen und ggf. Nebenakten mit Krankenhausentlassung etc. heranziehen.

5.1.4 Die QI – teilweise bekannte Kennzahlen

Wenn man die Daten zu den Qualitätsindikatoren und die 98 Fragen dahinter erfasst, sind zumindest die Risikobereiche (QI 4,5,6,7,8) für eine Leitungskraft bereits bekannte Kennzahlen. Denn damit arbeitet jede gute PDL schon seit Jahren. Jede von ihnen führt eine Risikoliste über Klienten mit Dekubitus. Es sind darüber hinaus Klienten erfasst, die an Gewicht abgenommen haben oder gestürzt sind etc. Diese in der Regel monatlich vorliegenden Kennzahlen zeigen der PDL sehr früh, wo etwas möglicherweise aus dem Ruder läuft, wo sie nachfassen, ggf. den Pflegeprozess überprüfen und nachjustieren muss. In größeren Einrichtungen übernimmt diese Arbeit ein Qualitätsbeauftragter, der diese Kennzahlen als Steuerungsinstrument nutzt.

Allerdings sind diese Kennzahlen bis dato nur intern bekannt. Hat man keine angewendeten Bettgitter, keinen intern entstandenen Dekubitus, keine Gewichtsverluste, so konnte man damit nie nach außen werben.

Fazit **Tun Sie Gutes und reden Sie drüber**

Mit den Qualitätsindikatoren werden Risikobereiche und besondere Bedarfslagen auch nach außen transparent. Jede Einrichtung kann also ihre guten internen Ergebnisse auch nach außen darstellen.

5.2 Die Datenauswertungsstelle (DAS) und die Rückmeldung

Die 98 Fragen, das sogenannte Manual, wird vermutlich im ersten Schritt als webbasierte PDF-Version und später aus den verschiedenen EDV- und Softwarelösungen heraus bedient. Die ersten Meldungen finden ab dem 1. Oktober 2019 statt und danach halbjährlich.

Die von den Einrichtungen ausgefüllten Manuale werden an die Datenauswertungsstelle (DAS) gesendet. Diese hat per Algorithmus programmiert, welche Bewohner aus der Erhebung herausgenommen werden und für welche Klienten bestimmte QI erst gar nicht ausgewiesen werden.

Ausschlussbewohner

Nicht in die Gesamtmeldung aufgenommen werden Bewohner,

- deren Einzugsdatum weniger als 14 Tage vor dem Stichtag liegt,
- die als Kurzzeitpflegegäste im Hause sind,
- die sich in der Sterbephase befinden,
- die sich seit mindestens 21 Tagen vor dem Stichtag nicht mehr in der Einrichtung aufhalten, z. B. wegen einer Krankenhausbehandlung, Rehabilitationsmaßnahme oder eines längeren Urlaubs mit Angehörigen.

Diese Bewohner werden zwar auch verschlüsselt/anonymisiert entsprechend der vorgegebenen Codierung, aber lediglich als Ausschlussbewohner gemeldet (unter Angabe des Grundes für den Ausschluss).

Weitere Klienten werden für einzelne QI ausgeschlossen:
- Komatöse und somnolente Bewohner/Bewohner mit Apallischem Syndrom.
- Bewohner mit den Diagnosen wie Bösartige Tumorerkrankung, Tetraplegie, Tetraparese, Chorea Huntington.
- Bewohner, die während der vergangenen sechs Monate einen Schlaganfall, einen Herzinfarkt, eine Fraktur oder eine Amputation erlebt haben.
- Bewohner, die in den vergangenen sechs Monaten einen Krankenhausaufenthalt von mindestens zwei Wochen Dauer hatten.
- Bewohner, die bei der vorangegangenen Erhebung (vor sechs Monaten) bereits extrem stark beeinträchtigt waren.

Die Einrichtung gibt zwar auch für diese Bewohner alle Antworten auf die 98 Fragen, aber die DAS wird für diese Bewohner bestimmte QI nicht rückmelden, z. B. Gewichtsverlust bei Bewohner mit bösartigen Tumoren oder die Entwicklung der Selbstständigkeit bei QI 1 und 2.

Wenn alle Manuals ausgefüllt sind, werden sie an die DAS versendet. Dort wird zunächst auf Plausibilität geprüft, z. B. Anzahl Bewohner, aber auch, ob die Angaben in den BI-Modulen in sich logisch sind. So kann ein Bewohner, der in Modul 1 und 2 wenige Punkte hat, nicht in Modul 4 oder 6 viele Punkte aufweisen. Sowohl Modul 1 und/oder Modul 2 beeinflussen die Module 4 und 6.

Insgesamt wird die Plausibilitätsprüfung maximal 21 Tage dauern. In dieser Zeit kann die Einrichtung mit der DAS kommunizieren und die Daten anpassen. Nach der Erfassung der nicht beanstandeten Daten wird die DAS binnen sieben Tagen eine Rückmeldung geben, wie die Einrichtung mit den zehn QI im Vergleich zu anderen Einrichtungen dasteht.

Diese deutschlandweiten Vergleichswerte liegen aber frühestens ab April 2020 vor. So lange werden keine Ergebnisse veröffentlicht. Die DAS sammelt das erste halbe Jahr nach der Erfassung Daten und verarbeitet sie. Die Vergleichswerte, die im Abschlussbericht vorliegen, beruhen auf Ergebnissen kleiner Stichproben und sind nicht im großen Stil aussagekräftig. In den Folgeerhebungen wird die DAS die Referenzwerte immer wieder anpassen. Die Rückmeldung an die Einrichtungen wird dann über alle zehn QI gehen (▶ Tab. 25).

5

Tab. 25: Bewertung der Versorungsergebnisse: Ergebnisqualität*

Beste Bewertung: 5 Punkte/schlechteste Bewertung: 1 Punkt	
Qualitätsindikator	**Punkte**
1. Erhalt der Mobilität (Bewegungsfähigkeit)	
a) bei Bewohnern, die **nicht oder nur wenig** geistig beeinträchtigt sind	● ● ○ ○ ○
b) bei Bewohnern, die **erheblich oder schwer** geistig beeinträchtigt sind	● ○ ○ ○ ○
2. Erhalt der Selbständigkeit bei alltäglichen Verrichtungen (z. B. Körperpflege)	
a) bei Bewohnern, die **nicht oder nur wenig** geistig beeinträchtigt sind	● ● ● ● ○
b) bei Bewohnern, die **erheblich oder schwer** geistig beeinträchtigt sind	● ● ● ○ ○
3. Erhalt der Selbständigkeit im Alltagsleben (z. B. soziale Kontakte)	● ● ● ● ●
4. Entstehung von Druckgeschwüren	
a) bei Bewohnern mit **geringem Risiko**, ein Druckgeschwür zu entwickeln	● ● ● ● ○
b) bei Bewohnern mit **hohem Risiko**, ein Druckgeschwür zu entwickeln	● ● ● ○ ○
5. Schwerwiegende Sturzfolgen	
a) bei Bewohnern, die **nicht oder nur wenig** geistig beeinträchtigt sind	● ● ● ○ ○
b) bei Bewohnern, die **erheblich oder schwer** geistig beeinträchtigt sind	● ● ● ● ○

Beste Bewertung: 5 Punkte/schlechteste Bewertung: 1 Punkt	
Qualitätsindikator	**Punkte**
6. Unbeabsichtigter Gewichtsverlust	
a) bei Bewohnern, die **nicht oder nur wenig** geistig beeinträchtigt sind	● ● ● ● ●
b) bei Bewohnern, die **erheblich oder schwer** geistig beeinträchtigt sind	● ● ● ● ○
7. Anwendung von Gurten zur Fixierung von Bewohnern	● ● ● ○ ○
8. Anwendung von Bettseitenteilen	● ● ● ● ●
9. Durchführung eines Integrationsgesprächs nach dem Heimeinzug	● ● ● ● ○
10. Aktualität der Schmerzeinschätzung	X
* Vgl. Wingenfeld 2018, S. 528	

Bedeutung der Symbole:

● ● ● ● ●: Die Ergebnisqualität liegt weit über dem Durchschnitt

● ● ● ● ○: Die Ergebnisqualität liegt leicht über dem Durchschnitt

● ● ● ○ ○: Die Ergebnisqualität liegt nahe beim Durchschnitt

● ● ○ ○ ○: Die Ergebnisqualität liegt leicht unter dem Durchschnitt

● ○ ○ ○ ○: Die Ergebnisqualität liegt weit unter dem Durchschnitt

X: Die Ergebnisqualität konnte nicht berechnet werden

Einzelfall: Das Ereignis ist bei einem einzelnen Bewohner aufgetreten und wird nicht bewertet

So wird die Darstellung im Internet gemäß QDV Anlage 3 zur Vereinbarung nach § 115 Abs. 1a SGB XI über die Darstellung und Bewertung der Qualitätsindikatoren gemäß § 113 Abs. 1a SGB XI und der Ergebnisse aus Qualitätsprüfungen nach §§ 114 f. SGB XI aussehen.

Wenn die Meldung der DAS an die Einrichtung geht, muss die Einrichtung die Vergleichswerte anschauen und diese ernst nehmen. Denn mit Sicherheit schauen auch andere, z. B. die Vertragspartner die Kassen, auf die Ergebnisse. Liegen zu viele Ergebnisse nahe beim Durchschnitt oder sogar darunter, könnte dies Anlass für eine Qualitätsprüfung werden. Das Qualitätsmanagement einer Einrichtung muss bei ungewünschtem Ergebnis in die Prozesse schauen und prüfen, warum die Einrichtung im Vergleich mit anderen schlechter abschneidet.

Ggf. gibt es eine gute Begründung, warum man die Mobilität einzelner Bewohner nicht fördern konnte oder Stürze unvermeidbar waren. Diese Erkenntnisse, die man intern gewinnt, schreibt man in den einrichtungsinternen Feedbackbogen.

Und nach sechs Monaten geht alles von vorn los. Zwischendurch kommt der MDK oder das PKV-Prüfteam, die sich künftig nicht mehr als drei Monate[74] Zeit lassen sollen zwischen der letzten Meldung an die DAS und ihrem Besuch. Das ist für die Plausibilitätsprüfung von Bedeutung (▸ Kap. 6.3).

5.2.1 Die QI-Rückmeldung

Jede Einrichtung erhält von der DAS zusammen mit dem Bericht A sowie dem Bericht B einen Feedbackbericht. Beide Berichte dienen zur Vollzähligkeit und statistischen Plausibilitätskontrolle.

Der Feedbackbericht enthält alle Merkmale der Dateneingabe sowie die Ergebnisse der Vergleichswerte (▸ Abb. 12).

[74] Wingenfeld 2018, S. 55

Erhaltene Mobilität	
ID 1.1.1 Erhaltene Mobilität (Risikogruppe 1)	X
ID 1.1.2 Erhaltene Mobilität (Risikogruppe 2)	X
Selbständigkeit bei alltäglichen Verrichtungen	
ID 1.2.1 Erhaltene Selbständigkeit bei alltäglichen Verrichtungen (Risikogruppe 1)	X
ID 1.2.2 Erhaltene Selbständigkeit bei alltäglichen Verrichtungen (Risikogruppe 2)	X
Selbständigkeit bei der Gestaltung des Alltagslebens und sozialer Kontakte	
ID 1.3 Erhaltene Selbständigkeit bei der Gestaltung des Alltagslebens und sozialer Kontakte	X
Dekubitusentstehung	
ID 2.1.1 Dekubitusentstehung (Risikogruppe 1)	● ○ ○ ○ ○
ID 2.1.2 Dekubitusentstehung (Risikogruppe 2)	● ○ ○ ○ ○
Stürze mit gravierenden Folgen	
ID 2.2.1 Stürze mit gravierenden Folgen (Risikogruppe 1)	● ○ ○ ○ ○
ID 2.2.2 Stürze mit gravierenden Folgen (Risikogruppe 2)	● ● ○ ○ ○
Unbeabsichtigter Gewichtsverlust	
ID 2.3.1 Unbeabsichtigter Gewichtsverlust (Risikogruppe 1)	X
ID 2.3.2 Unbeabsichtigter Gewichtsverlust (Risikogruppe 2)	X
Integrationsgespräch	
ID 3.1 Integrationsgespräch nach dem Einzug	● ● ○ ○ ○
Anwendung von Gurten	
ID 3.2 Anwendung von Gurten	● ● ● ● ●
Anwendung von Bettseitenteilen	
ID 3.3 Anwendung von Bettseitenteilen	● ● ● ● ●
Schmerzeinschätzung	
ID 3.4 Aktualität der Schmerzeinschätzung	X

Abb. 12: Beispiel für einen Feedbackbericht.

Die ersten 3 QI sowie der QI 6 Gewichtsverlust sind bei allen Einrichtungen im Erstbericht mit einem »*X*« versehen. Denn diese vier QI können erst nach einer zweiten Erhebung zum Ergebnis führen. Hier werden die Bewohner in der ersten und zweiten Erhebung in Ihrer Entwicklung betrachtet.

Dekubitusentstehung (Risikogruppe 2) **ID 2.1.2**
Bewohner und Bewohnerinnen, die in liegender Position starke Einbußen der Mobilität ausweisen

BEWERTUNG DES ERGEBNISSES

Im Vergleich zum aktuellen Referenzwert liegt die Ergebnisqualität weit unter dem Durchschnitt (Punkte gemäß QDVS: 1 von 5)

● ○ ○ ○ ○

ERGEBNIS IHRER EINRICHTUNG

Anzahl der Bewohner und Bewohnerinnen im Zähler: 3
Anzahl der Bewohner und Bewohnerinnen im Nenner: 10
Dies entspricht einem Anteil von 30,000 % der in den Indikator einbezogenen Bewohner.
Ergebnisse der vorigen Erhebungszeiträume:
–

GRAFISCHE DARSTELLUNG

Im Trend stellen sich Ihre Ergebnisse wie folgt dar:

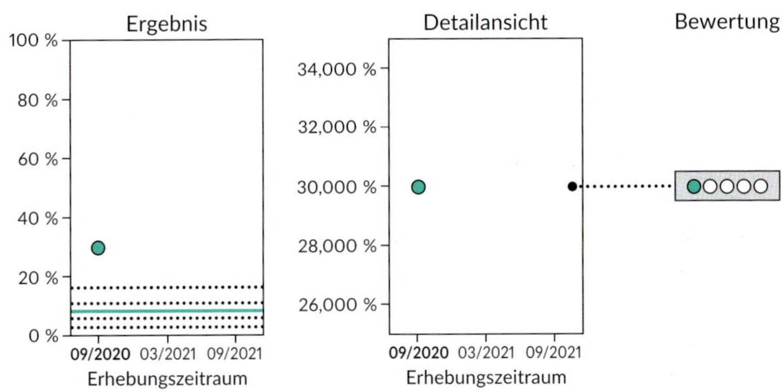

Legende:
— Referenzwert (8,400 %)
····· Schwellenwerte (s. nächste Seite)

Abb. 13: Details im Feedbackbericht.

Der Feedbackbericht enthält neben dieser Übersicht zu Ergebnissen auch die Details (▶ Abb. 13), wie es zu diesen Ergebnissen gekommen ist. Bspw. bei der o. g. Einrichtung gibt es einen schlechten QI bei Dekubitusentstehung (QI 4).

5

Die Einrichtung kann hier erkennen, dass 3 von 10 hochgefährdeten Bewohnern einen Dekubitus intern erlitten haben und dies 30 Prozent entspricht. Da die anderen Einrichtungen nur 8,4 Prozent aufweisen, ist die konkrete Einrichtung deutlich schlechter und erhält entsprechend die Bewertung mit einem Kreis. Der bedeutet »weit unter dem Durchschnitt«. Der Feedbackbogen wird bei der Prüfung durch Externe (Heimaufsicht, MDK-/PKV-Prüfteam) wichtig, denn diese verlangen ebenfalls eine Begründung für unterdurchschnittliche Ergebnisse.

Der Bericht A zeigt die Plausibilität auf bzw. welche Datensätze nicht plausibel waren.

Er enthält die statistische Plausibilitätsprüfung zu folgenden Bereichen:

- Vollzähligkeit (wurde alle Daten erfasst?)
  - Vollzähligkeit in Bezug auf Belegungskapazität (wie viele Bewohner können max. im Haus aufgenommen werden?)
  - Vollzähligkeit in Bezug auf aktuelle Belegungszahl am Stichtag der Meldung (wie viele Bewohner lebten am Stichtag in der Einrichtung und wurden gemeldet?)
- Übernahme vorheriger Ergebnisse
  - Hier werden die vier Begutachtungsmodule (Mobilität, Kognition, Selbstversorgung, Alltagsgestaltung) mit der letzten Dateneingabe verglichen. Bei ersten Feedbackberichten steht dort selbstverständlich immer eine »0« weil man keine Daten aus einem vorangegangenen Datensatz übernommen haben kann. Ab der zweiten Erhebung wird stets geschaut, dass nicht mehr als 25 Prozent der Daten aus der letzten Erhebung identisch sind.
- Widersprüchliche Angaben in den vier Begutachtungsmodulen (▶ Abb. 14)
  - Diese Ergebnisse sind der Einrichtung schon bei der Dateneingabe bekannt, weil jeder Datensatz beim Speichern geprüft und jeder nicht plausible sofort gemeldet wird. Der Teil des Bericht A sollte also niemanden überraschen.
- Widersprüchlich wäre z. B. in der Zeile »Zähler«. Hier hat man offenbar nicht sorgfältig die Angaben im Begutachtungsmodul 2 geprüft.

Weiteres Beispiel einer Rückmeldung zu nicht plausiblen Daten in der Zeile »Zähler« (▶ Abb. 15).

Widersprüchliche Angaben zu kognitiven Fähigkeiten 3 **AK 9**

ERGEBNIS IHRER EINRICHTUNG
Anzahl der Bewohner und Bewohnerinnen im Zähler: 1
Anzahl der Bewohner und Bewohnerinnen im Nenner: 100
Dies entspricht einem Anteil von 1,000 %

BEWERTUNG DES ERGEBNISSES
1 Bewohner bzw. Bewohnerin mit Auffälligkeiten

ZÄHLER
Bewohner und Bewohnerinnen die unbeeinträchtigt Sachverhalte und Informationen verstehen können, aber Personen aus dem näheren Umfeld nicht oder nur in geringem Maße erkennen können bzw. örtlich oder zeitlich desorientiert sind.

NENNER
Alle Bewohner und Bewohnerinnen

REFERENZWERT
Sentinel-Event, d. h. jeder Bewohner und jede Bewohnerin im Zähler stellt eine rechnerische Auffälligkeit dar.

Abb. 14: Widersprüchliche Angaben.

Widersprüchliche Angaben zur Selbständigkeit in der Selbstversorgung 1 **AK 10**

ERGEBNIS IHRER EINRICHTUNG
Anzahl der Bewohner und Bewohnerinnen im Zähler: 6
Anzahl der Bewohner und Bewohnerinnen im Nenner: 100
Dies entspricht einem Anteil von 6,000 %

BEWERTUNG DES ERGEBNISSES
6 Bewohner bzw. Bewohnerinnen mit Auffälligkeiten

ZÄHLER
Bewohner und Bewohnerinnen die überwiegend unselbstständig oder unselbstständig Duschen oder Baden können, aber selbstständig den Oberkörper, den Bereich des Kopfes oder den Intimbereich waschen können.

NENNER
Alle Bewohner und Bewohnerinnen

REFERENZWERT
Sentinel-Event, d. h. jeder Bewohner und jede Bewohnerin im Zähler stellt eine rechnerische Auffälligkeit dar.

Abb. 15: Widersprüchliche Angaben bei der Selbstversorgung.

Auch hier kann man als Außenstehender nur zustimmen, das klingt nicht plausibel.

Der Bericht B ist die Zusammenfassung des Berichts A (▶ Abb. 16):

Bewohnerbezogene Auffälligkeiten

In der Spalte »Bewohner(in)« ist die Bewohnerbezogene Nummer des Bewohners bzw. der Bewohnerin aufgeführt. Die Auffälligkeiten des Bewohners bzw. der Bewohnerin in Bezug auf ein entsprechendes Auffälligkeitskriterium sind der Spalte »Auffälligkeiten« zu entnehmen.

Bewohner(in)	Geburts-monat/-jahr	Geschlecht	Einzugs-datum	Auffälligkeiten
001661	12/1921	weiblich	01.01.2017	AK 16
001988	11/1935	weiblich	02.04.2013	AK 5
002520	8/1923	weiblich	29.01.2017	AK 10, AK 13
002526	11/1939	männlich	09.03.2017	AK 10, AK 12, AK 13
002547	3/1938	weiblich	01.05.2017	AK 10
002716	3/1936	männlich	29.06.2018	AK 10, AK 16
002863	10/1934	weiblich	06.05.2019	AK 10
002995	3/1944	weiblich	19.02.2020	AK 9, AK 10
003005	4/1928	männlich	16.03.2020	AK 15
003024	1/1940	männlich	20.07.2020	AK 15

Abb. 16: Widersprüchlichkeiten im Bericht B.

6 Die Qualitätsprüfung anhand der Qualitätsaspekte (QA) – Aufbau und Logik

Um die Qualitätsaspekte in der bevorstehenden Prüfung zu erfüllen, muss man den Überblick haben und die Inhalte der bisherigen Kapitel kennen. Denn der neue »Pflege-TÜV« ist zumindest stationär in engem Zusammenhang mit den intern ermittelten Ergebnissen zu sehen (▶ Abb. 17).

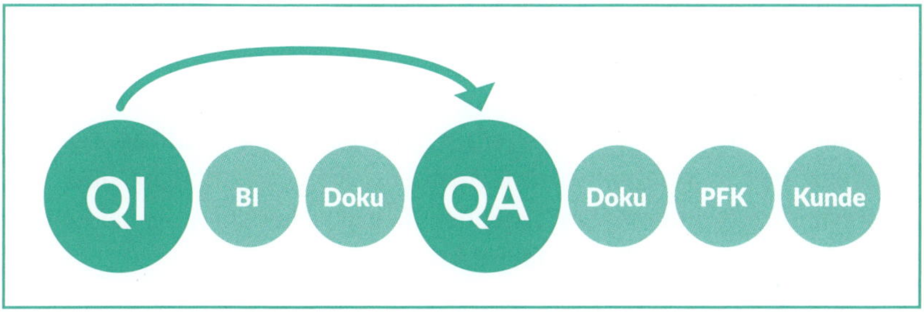

Abb. 17: Der neue Pflege-TÜV.

Die Qualitätsindikatoren spielen in die Qualitätsaspekte mit hinein, zumindest bei der Auswahl der Klienten und der Plausibilitätsprüfung.

6.1 Die neuen Qualitätsprüfungs-Richtlinien (QPR) für alle

Die Prüfgrundlage sind seit vielen Jahren die Qualitätsprüfungs-Richtlinien, QPR genannt. Diese bleiben in ihrem Kern erhalten. Es gibt weiter eine allgemeine Verfahrensbeschreibung, die den Ablauf der Prüfung, die Rechte und Pflichten der Prüfer wie auch der Einrichtung darlegt. Hier sind die Ziele[75] genannt, z. B.:
»Den Qualitätsprüfungen liegt ein beratungsorientierter Prüfansatz zugrunde. Die Qualitätsprüfungen bilden eine Einheit aus Prüfung, Beratung und Empfehlung von Maßnahmen zur Qualitätsverbesserung. Der beratungsorientierte Prüfansatz ermöglicht bei Auffälligkeiten und Qualitätsdefiziten das Aufzeigen von Lösungsmöglichkeiten. Der beratungsorientierte Prüfansatz findet seinen Ausdruck im Fachgespräch mit den Mitarbeiterinnen und Mitarbeitern, die in der Versorgung der Bewohnerinnen und Bewohner tätig sind – wobei soweit möglich Pflegefachkräfte einbezogen werden sollen – sowie im Abschlussgespräch mit den Leitungskräften der Einrichtung.«

Das bedeutet, der Prüfer hat weiterhin einen beratenden Auftrag. Die QPR stationär liegt in verabschiedeter Form vor, die QPR ambulant und teilstationär sind im Entwurf im jeweiligen Abschlussbericht, aber bei Redaktionsschluss dieses Buch noch nicht verabschiedet.

6.1.1 Aufgaben der Prüfer

Die Prüfer haben in der Prüfung folgende Aufgaben:

Nur stationär:

- Prüfung von drei ausgefüllten Erhebungsbögen (98 Fragen) zur Erfassung der Versorgungsergebnisse. Der Prüfer prüft nicht alle 98 Fragen, sondern nur die Plausibilität (▸ Kap. 6.2).

---

[75] GKV & MDS (2019): Richtlinien des GKV-Spitzenverbandes für die Qualitätsprüfung in Pflegeeeinrichtungen nach § 114 SGB XI. Vollstationäre Pflege. (QPR vollstationär). https://www.mds-ev.de/themen-des-mds/pflegequalitaet/qualitaetspruefungen.html, S. 5

- Einsicht in den nichtöffentlichen einrichtungsindividuellen Feedback-Bericht, mit den berechneten Indikatorenergebnissen. D. h. wenn Ergebnisse in den zehn QI unter dem Durchschnitt liegen, wird der Prüfer sehen wollen, wie diese unterdurchschnittlichen Ergebnisse von der Einrichtung begründet werden.

Für alle Einrichtungen:

- Gespräch mit den in die Stichprobe einbezogenen Klienten sowie die Inaugenscheinnahme dieser Klienten.
- Fachgespräch mit den Mitarbeitern der Einrichtung.
- Einsicht in die Pflegedokumentation und weitere Unterlagen zur individuellen Versorgung der in die Stichprobe einbezogenen Klienten (z. B. Krankenhausentlassungsbrief, Überleitungsbogen, Aufnahmegespräch, etc.).
- Beobachtungen während der Prüfung (wie riecht es, wie redet man miteinander mit den Klienten und Kollegen? etc.).
- Weitere Dokumentationen der Einrichtung zum internen Qualitätsmanagement oder zur Vorbereitung der Prüfung (z. B. Handzeichenliste, Qualifikationsnachweise, Fortbildungsnachweise, Umsetzung Expertenstandards, Konzepte etc.).
- Teilnehmende Beobachtung bei der Pflege, Betreuung und Versorgung eines Klienten, wenn es der Prüfer für sinnvoll hält.
- Team- und Abschlussgespräch.

Die Reihenfolge bleibt dem Prüfer überlassen. Er kann entscheiden, ob er zunächst zum Klienten geht oder in die Dokumentation schaut, die Fachkraft fragt etc.

Die Ergebnisse halten die Prüfer in einem strukturierten Erhebungsbogen (Prüfbogen A und B) schriftlich fest. Der Erhebungsbogen gibt die Struktur einer Prüfung vor und wird durch einen Anleitungsbogen ergänzt, der die Prüffragen und das Vorgehen näher erläutern soll. Das war bereits in den vergangen Jahren so. Nicht der Prüfer hatte über ein »ja« oder »nein« einer Prüffrage zu entscheiden, sondern die Prüfanleitung tat das. Und wie früher muss der Prüfer durch Inaugenscheinnahme und Nachfragen bei Mitarbeitern unklare Situationen zu klären versuchen. *»Die Prüferin oder der Prüfer hat sich ein eigenes Bild von der versorgten Person und der Pflegesituation zu* *machen und Angaben der Einrichtung gedanklich stets daraufhin zu überprüfen, ob sie sich zu einem fachlich stimmigen Gesamtbild zusammenfügen.«*[76]

Prüfer sind nicht unfehlbar. Das zeigte eine Testprüfung vor Einführung der neuen Qualitätsprüfung[77]:

- *»Bei 11 der 23 unterschiedlichen Bewertungen kamen die Prüfer zu einer unterschiedlichen Bewertung […]«*
- 13 von 34 Prüfern hielten sich nicht an die Verfahrensbeschreibung
- 21 Prüfer gaben an, dass sie dem Ablauf folgen konnten, 13 gaben an, dass sie dem Ablauf nicht immer folgen konnten
- Bei 13 von 50 Doppelprüfungen beschrieben die Prüfer in Bezug auf die gleiche Situation unterschiedliche Sachverhalte, die sie zudem unterschiedlich bewerteten

Hinzufügen möchte ich, dass diese Qualitätsprüfer alle zwei Tage lang geschult wurden. Und dann dieses Ergebnis…

6.1.2 Das Fachgespräch

Weniger Dokumentationsprüfung, mehr Fachlichkeit und Ergebnisorientierung ist die Devise, die die Regierung mit den neuen ergebnisorientierten Prüfungen verbindet. *»Die unmittelbare fachliche Kommunikation im Prüfverfahren hat einen hohen Stellenwert und basiert auf der stärkeren Differenzierung von Beurteilungen und der Verringerung der Bedeutung von gegenstandsunabhängigen Konzept- und Dokumentationsprüfungen. Das Fachgespräch ist eine gleichrangige Informationsquelle zu anderen Datenquellen. Dieser Prüfansatz setzt eine intensive Zusammenarbeit zwischen der Pflegeeinrichtung und dem MDK bzw. dem PKV-Prüfdienst voraus.«*[78]

Der Ablauf der neuen Qualitätsprüfung gleicht im Wesentlichen der alten: Die Prüfer stellen sich vor, erläutern kurz den Vorgang der Prüfung und zie-

---

[76] QPR vollstationär S. 11
[77] Wingenfeld 2018, S. 135, 136 und 148
[78] QPR vollstationär, S. 7

hen die Stichprobe. Neun versorgte Personen ambulant und stationär sowie sechs Personen in der Tagespflege werden einbezogen.

»Kann die erforderliche Mindestzahl von versorgten Personen ... nicht erreicht werden, z. B. weil weniger Personen von der Einrichtung versorgt werden oder ihr Einverständnis zur Einbeziehung in die Stichprobe nicht erteilt haben, so hat das Prüfteam im Rahmen der verbleibenden Möglichkeiten die Qualitätsprüfung trotzdem durchzuführen und die Ergebnisse im Prüfbericht auszuweisen. Das Unterschreiten der vorgesehenen Personenzahl ist im Prüfbericht zu begründen.«[79]

In der ambulanten Pflege (▶ Kap. 6.5) und Tagespflege (▶ Kap. 6.4) werden die Prüfer aus den gebildeten Gruppen Klienten wählen. Stationär werden sechs Bewohner anhand von personenbezogenen Codes vor dem Einrichtungsbesuch durch eine Stichprobe bestimmt, die die DAS zieht. Diese Stichprobe wird anhand einer Kodierliste gezogen, die die Einrichtung zweimal jährlich an die DAS liefern muss. Weitere drei versorgte Personen werden per Zufallsauswahl während des Besuchs durch das Prüfteam bestimmt (Teilstichprobe). (▶ Kap. 6.3.1)

6.2 Die neue Bewertungssystematik verstehen

Die Qualitätsprüfungen sind, anders als in der Vergangenheit, kein Schaulaufen des Dokumentationswahnsinns mehr, sondern eine Ergebnisprüfung beim Klienten. Daher sind alle Bewertungen der Qualitätsaspekte geprägt von Ergebnisprüfungen.

Stationär wird daher auch zunächst das Ergebnis zum Bewohner herangezogen, das die Einrichtung an DAS meldet. Das gemeldete Ergebnis wird für drei Stichprobenbewohner auf Plausibilität geprüft. Gibt es Abweichungen, sind diese zu begründen (▶ Kap. 6.3).

[79] Ebd., S. 15

Jeder Qualitätsaspekt, ambulant, teilstationär und vollstationär, wird mit A bis D bewertet. Es geht also nicht mehr nur um die Erfüllung von Prüffragen – es geht vielmehr um Ergebnisse, die sich staffeln lassen.

Es wird unterschieden in:

A	Keine Auffälligkeiten oder Defizite
B	Auffälligkeiten, die keine Risiken oder negativen Folgen für den Klienten erwarten lassen
C	Defizit mit Risiko negativer Folgen für den Klienten
D	Defizit mit eingetretenen negativen Folgen für den Klienten

Fazit **Von A bis D**

Die Bewertungen A und B fließen nicht in die Gesamtbewertung mit ein. Lediglich die Defizite (C oder D) werden in der Bewertung erfasst. Auffälligkeiten, die mit B bewertet werden, werden zwar im Prüfbogen erfasst, aber nicht bewertet.

Mit **B** bewertetet werden im Allgemeinen kleine Dokumentationsschwächen, die nicht für ein Risiko beim Pflegebedürftigen sorgen. **B-Bewertungen** sind somit ohne Risiko für die Entstehung eines schwerwiegenden unerwünschten Ergebnisses, d. h. es ist alles Erforderliche für den Klienten getan, lediglich die Dokumentation hat Schwächen.

Wenn aber beim Klienten mit einem Risiko für die Entstehung eines schwerwiegenden unerwünschten Ergebnisses zu rechnen ist, liegt ein Defizit vor, das mit **C** bewertet wird.

Die schlechteste Bewertung ist ein **D**. Das ist etwa bei schwerwiegenden unerwünschten Ergebnissen der Fall, wenn etwa ein Dekubitus nicht erkannt wurde. Es muss nicht immer ein körperlicher Schaden entstanden sein, um eine D-Bewertung zu erhalten. **D-Bewertungen** erfolgen auch bei schwerwiegenden und unentdeckten individuellen Bedarfen, z. B. unterlassener Hilfe oder fehlender, aber notwendiger Unterstützung des Klienten sowie Nicht-Bereitstellung von Hilfsmitteln oder Missachtung von Persönlichkeitsrechten.

Die Bewertung bei allen neun Klienten wird im Prüfbogen B zusammengefasst. Nur die Qualitätsaspekte beim Klienten werden bewertet. Der Strukturteil wird nicht in die Bewertung, sondern nur im Prüfbericht aufgenommen.

Die Bewertung wird in der QDV (Qualitätsdarstellungsvereinbarung) (gemäß Anlage 8 zur Vereinbarung nach § 115 Abs. 1a SGB XI über die Darstellung und Bewertung der Qualitätsindikatoren gemäß § 113 Abs. 1a SGB XI und der Ergebnisse aus Qualitätsprüfungen nach §§ 114 f. SGB XI) dargestellt.

Tab. 26: Qualitätsdarstellung

Qualitätsdefizite	Bewertungen
Keine oder geringe	maximal 1 C-Bewertungen 0 D-Bewertungen
Moderate	maximal 3 C-Bewertungen maximal 1 D-Bewertung
Erhebliche	maximal 5 C-Bewertungen maximal 2 D-Bewertungen
Schwerwiegende	maximal 6 C-Bewertungen maximal 3 D-Bewertungen

6.2.1 Einwirkungsmöglichkeit der Einrichtung auf das Ergebnis der Qualitätsaspekte

Die folgenden Einwirkungsmöglichkeiten sollten bei jeder Prüffrage vom Prüfer beachtet werden. Tut er das nicht, muss die begleitende Pflegefachkraft diese Grundsätze verinnerlicht haben und sie dem Prüfer ggf. erläutern.

Stationär: In der QPR stationär heißt es, dass die Einwirkungsmöglichkeiten der Einrichtung berücksichtigt werden müssen: *»Die Frage der Einwirkungsmöglichkeiten wird in den Prüfbogen [...] nicht explizit thematisiert. Es handelt sich um einen Grundsatz, den das Prüfteam bei jeder Beurteilung zu berücksichtigen hat.«*[80]

Einwirkungsmöglichkeiten sind:

- Bereitschaft der versorgten Person (Setzt sich der Klient ans Waschbecken und sagt: »Waschen Sie mich doch, ich zahle schließlich«, fehlt ihm die Bereitschaft, aktiviert zu werden).
- Fähigkeit der versorgten Person (Ein demenziell veränderter Mensch kann die gut gemeinten Ratschläge zur Risikovermeidung gar nicht in die Tat umsetzen).
- Willen und Selbstbestimmung der versorgten Person (Wenn ein Pflegebedürftiger nicht gewaschen, rasiert oder umgezogen werden möchte, sind die Möglichkeiten der Pflege begrenzt. Das gilt auch bei Trinken, Essen oder Tabletteneinnahme).
- Unrealistische Erwartungen an die Versorgung (Ein Klient erwartet täglich einstündige Spaziergänge nach dem Essen, diese sind aber wohl in keiner Dienstleistung inkludiert).

[80] QPR vollstationär, Anlage 5, S. 5

- Versorgung durch Externe, wie Ärzte, Sanitätshaus, Therapeuten etc. (Wenn ein Arzt für die Wundversorgung nur Betaisodona aufschreibt, kann die Einrichtung hieran nichts ändern, außer mit dem Arzt zu sprechen. Kommt kein Logopäde ins Haus, ist auch die so dringlich benötigte Therapie nicht darstellbar.)
  Für die Tagespflege gelten die gleichen Begrenzungen für die Einwirkungsmöglichkeiten wie stationär. Sie sind auf Seite 4 der neuen QPR aufgelistet.

Ambulant: Neben den Kriterien die bei den stationären Einrichtungen genannt sind, die in der ambulanten Pflege ebenso Gültigkeit haben, gibt es ambulant spezielle Einflussfaktoren. Im Abschlussbericht der ambulanten Pflege sind Grenzen der Einwirkungsmöglichkeiten genannt[81]:

- Der ambulante Dienst hat einen begrenzten Auftrag, dieser definiert oft schon die Grenzen der Einwirkungsmöglichkeiten (wird der Pflegedienst nur einmal pro Woche zum Duschen einbestellt, ist der Klient sechs Tage lang nicht vom Pflegedienst gewaschen worden und das ist ggf. sichtbar).
- Die Mitwirkung pflegender Angehöriger beeinflusst die Einflussmöglichkeit des Pflegedienstes (Wenn Angehörige nicht möchten, dass die Klientin mittags zur Druckentlastung hingelegt wird, kann ein Dekubitus auf den Sitzhöckern ggf. nicht vermieden werden).
- Die häusliche Umgebung kann wenig pflegefreundlich gestaltet sein (Wenn ein Klient mit dem Rollstuhl nicht durch die Toilettentür passt, kann er das Bad nicht nutzen).

Fazit **Nicht alles kann geleistet werden**

Mit Verweis auf die begrenzten Einwirkungsmöglichkeiten und das Leitbild der Einrichtung muss kein Klient irgendetwas tun, was er selbst nicht möchte. Und die Einrichtung kann nicht für schlechte Ergebnisse herangezogen werden, die sie gar nicht beeinflussen können.

---

[81] Vgl. Büscher 2018, S. 57

6.3 Die Qualitätsprüfung stationär verstehen

Nach langer Zeit mit vielen Diskussionen rund um die Prüfung wurden für die stationäre Pflege sechs Bereiche der Qualität festgelegt:

1. Unterstützung bei der Mobilität und Selbstversorgung
2. Unterstützung bei der Bewältigung von krankheits- und therapiebedingten Anforderungen und Belastungen
3. Unterstützung bei der Gestaltung des Alltagslebens und der sozialen Kontakte
4. Unterstützung in besonderen Bedarfs- und Versorgungssituationen
5. Bedarfsübergreifende fachliche Anforderungen
6. Organisationsaspekte und internes Qualitätsmanagement

Die ersten vier Bereiche finden beim Bewohner statt, die Bereiche 5 und 6 im Strukturteil bei der Pflegedienstleitung, sind also übergeordnet. Die Ergebnisse beim Bewohner fließen in die Gesamtbewertung ein. Die Bereiche 5 und 6 werden lediglich aufgenommen, aber nicht bewertet und somit nicht als Ergebnis im Internet präsentiert (▸ Kap. 6.2).

Der Prüfkatalog (die Qualitätsaspekte) sind dabei alle gleich aufgebaut:

- **Qualitätsaussage**: Was ist das Ziel dieser Frage, was wird erwartet?
- **Informationserfassung**: Was findet der Prüfer beim Klienten vor, wie ist dieser mit Hilfsmittel versorgt? etc.
- **Plausibilitätsprüfung**: Wie plausibel ist das, was der Prüfer vorfindet in Bezug auf die gemeldeten Qualitätsindikatoren (▸ Kap. 5.1) zum Bewohner?
- **Allgemeine Beschreibung** der Prüffrage: Was ist zu prüfen?
- **Leitfragen**, die den Qualitätsaspekt präzisieren
- **Bewertung** des Qualitätsaspektes

Die Plausibilitätsprüfung

Die Plausibilitätsprüfung ist neu in der Qualitätsprüfung, denn erstmals gibt es die interne Erfassung der Qualität. Die Prüfer haben die Aufgabe, diese intern erfassten Ergebnisse punktuell zu prüfen. Bei sechs der ausgewählten Bewohner wird geprüft, inwieweit die Angaben zu den Qualitätsindikatoren mit dem übereinstimmt, was der Prüfer vorfindet.

Und der Prüfer wertet mit
☐ keine Auffälligkeit festgestellt ☐ Auffälligkeit festgestellt

Keine Auffälligkeit festgestellt bedeutet:
- Der Prüfer findet den Pflegebedürftigen so vor wie gemeldet.
  Oder
- Der Pflegebedürftige ist nicht mehr so wie gemeldet, aber die Dokumentation zeigt diese Veränderung plausibel auf.

Auffälligkeit festgestellt bedeutet:
- Der Prüfer kann nicht nachvollziehen, warum der Bewohner anders gemeldet wurde als er ihn vorfindet.
  Oder
- Die Meldung stimmte zwar damals, aber die aktuelle Veränderung ist nicht nachvollziehbar.

6

Beispiel **Wenn Erwartungen enttäuscht werden…**

Die Einrichtung meldet den Bewohner mit dem Code 1234HBZ5678 an die DAS folgendermaßen: in der Mobilität 10 Punkte, in der Kommunikation 3 Punkte, kein intern entstandener Dekubitus, kein Sturz, kein Gewichtsverlust etc. Der Prüfer erwartet also einen kognitiv klaren Bewohner mit stark eingeschränkter Mobilität, ohne Sturz, ohne Dekubitus und mit stabilem Gewichtsverlauf.
Stattdessen findet er den Bewohner kognitiv stark eingeschränkt und mit Gewichtsverlust vor. Dies wäre noch keine Auffälligkeit, wenn die Dokumentation aufzeigt, wie es zu dieser Veränderung zwischen der Meldung an die DAS und der Prüfung kam.
»Auffälligkeit festgestellt« wird der Prüfer dann notieren, wenn nicht plausibel ist, ob der Bewohner zum Zeitpunkt der Meldung bereits so war wie gemeldet oder wenn die Veränderung nicht nachvollziehbar ist.

Bei der Prüfung der Plausibilität sollen die Prüfer keinesfalls alle Punkte aus dem BI einzeln überprüfen. *»Die Frage ist, ob das Gesamtbild als plausibel eingestuft werden kann, nicht jedes Detail. Der Prüfer sollte also beispielsweise auf* *keinen Fall jedes einzelne der 11 Merkmale der kognitiven und kommunikativen Fähigkeiten abgleichen und überprüfen. [...] Es ist immer das Gesamtbild zu beurteilen, nicht jedes einzelne Merkmal.*[82] *»Bei der Einschätzung der Mobilität, der Selbstständigkeit bei der Selbstversorgung und einiger anderer Themen ist es unzulässig, nach genauer Übereinstimmung zu fragen.«*[83] [...] *»Es geht um Plausibilität und nicht um detaillierte Nachweise.«*[84]

Fazit **Stimmt das Gesamtbild?**

Die Plausibilitätsprüfung ist keine Gesamtprüfung aller 98 Fragen oder aller zehn Qualitätsbereiche, sondern ein Frage des stimmigen Gesamtbildes.

Die Auffälligkeiten in der Plausibilitätsprüfung eines Qualitätsaspektes wird nicht in die Bewertung aufgenommen, kommt aber in den Prüfbogen C, Anlage 3 der QPR, wird in Anlage 6 bewertet und auch der Kasse gemeldet. Diese will vermeiden, dass Bewohner besser an die DAS gemeldet werden, als sie in Wirklichkeit sind. Oder dass eine Einrichtung den intern entstandenen Dekubitus nicht meldet, weil sie hofft, dass es niemand merkt. Zudem werden die QI nicht veröffentlicht.

6.3.1 Auswahl der Bewohner stationär

Die Auswahl der Bewohner im Heim ist anders als früher[85]. Sechs Bewohner werden durch die DAS (Datenauswertungsstelle) oder wenn nicht möglich (wenn eine Einrichtung vor der Prüfung noch nicht an die DAS gemeldet hat) durch MDK-/PKV-Prüfteam ermittelt. In beiden Fällen werden folgende Bewohnergruppen gewählt:

---

[82] Wingenfeld 2018, S. 107
[83] Ebd.
[84] Ebd.
[85] QPR vollstationär, S. 15ff.

- Zwei Bewohner, die sowohl in der Fortbewegung (mindestens 4 Punkte in BI-Modul 1) wie auch in ihrer kognitiven Fähigkeiten beeinträchtigt (mindestens 6 Punkte in BI-Modul 2) sind.
- Zwei Bewohner, die in der Fortbewegung beeinträchtigt sind (mindestens 4 Punkte in BI-Modul 1), aber keine oder geringe Beeinträchtigung in ihren kognitiven aufweisen (weniger als 6 Punkte BI-Modul 2).
- Zwei Bewohner, die in der Fortbewegung gering beeinträchtigt sind (weniger als 4 Punkte BI-Moduls 1), aber in ihren kognitiven Fähigkeiten (mindestens 6 Punkte BI-Modul 2) beeinträchtigt sind.

Die Bewohner werden nach Zufallsauswahl durch den MDK oder das PKV-Prüfteam ausgewählt.

»Zusätzlich bestimmt das Prüfteam bei seinem Einrichtungsbesuch per Zufallsauswahl anhand des Erhebungsreports und der Übersicht der versorgten Personen drei versorgte Personen, die nicht in die Ergebniserfassung durch die Einrichtung einbezogen wurden (z. B. Kurzzeitpflegegäste, versorgte Personen, die der Ergebniserfassung nicht zugestimmt haben, bei denen Ausschlussgründe hierfür vorlagen oder die nach der letzten Ergebniserfassung in die Einrichtung eingezogen sind).«[86]

Die Prüfer werden sich also drei Bewohner nehmen, die nicht oder nicht vollständig an die DAS gemeldet wurden und somit nicht in der Ergebniserfassung aufgenommen sind. Das sind die Bewohner, die per Ausschlussverfahren zwar gemeldet, aber nicht mit 98 Fragen erfasst wurden:

- Neueinzüge, bis 14 Tage vor der Stichtagsmeldung,
- Kurzzeitgäste,
- Sterbende,
- Bewohner, die 21 Tagen vor der Ergebniserfassung nicht in der Einrichtung lebten.

Interessant sind für die Prüfer natürlich auch immer Risikobewohner wie Menschen mit chronischen Wunden, Gewichtsverlust etc.

---

[86] QPR vollstationär, S. 16

6.3.2 Die sechs Qualitätsbereiche stationär

Die externe Prüfung wird, was den Strukturteil betrifft, wesentlich verkürzt. Es gibt keine Fragen mehr zu Dienstplan, Pflegevisite etc. Allerdings sind die Fragen zum Strukturteil (Qualitätsbereiche 5 und 6) teilweise sehr ungenau. Prüfer könnten hier ihr eigenes Spiel spielen und einige der o.g. Themen doch abfragen, weil sie die Fragen eben so interpretieren...

Die sechs Qualitätsbereiche enthalten vier Bereiche beim Pflegebedürftigen, also insgesamt 16 Qualitätsaspekte (QPR, Anlage 1 Prüfbogen A). Zwei Bereiche (QPR, Anlage 2, Prüfbogen B) werden nicht bewertet. Zudem hat jeder Qualitätsaspekt sogenannte Leitfragen, die den Qualitätsaspekt und die Erwartungen daran präzisieren.

Qualitätsbereich 1: Unterstützung bei der Mobilität und Selbstversorgung

1.1 Unterstützung im Bereich der Mobilität
Leitfragen

1. Entspricht die Unterstützung bei der Mobilität dem individuellen Bedarf der versorgten Person?
2. Erhält die versorgte Person, wenn sie es wünscht, Unterstützung für Aufenthalte im Freien?
3. Wurden die vorliegenden Mobilitätsbeeinträchtigungen bei der Einschätzung gesundheitlicher Risiken berücksichtigt?
4. Entspricht die Unterstützung im Bereich der Mobilität den Erfordernissen, die aus der individuellen Risikosituation erwachsen?
5. Werden zielgerichtete Maßnahmen zur Erhaltung und Förderung der Mobilität durchgeführt, die auf die noch vorhandenen Fähigkeiten und Bedürfnisse der versorgten Person abgestimmt sind?

Vier der fünf Leitfragen erfüllen die Einrichtungen heute schon. Es geht wie ehedem darum, die Bedarfe der Bewohner in der Mobilität zu erkennen und die nötige Unterstützung zu leisten. Es geht ebenfalls um Risiken, die mit der Mobilität einhergehen, wie insbesondere Dekubitus-, Sturz-, Kontraktur- und Thromboserisiko sowie die dazugehörigen Prophylaxen.

Fazit **Nichts Neues**

Im Qualitätsaspekt 1.1 gibt es außer der Frage zu »Aufenthalten im Freien« nichts Neues.

Die Fragen werden zwar anders gestellt, sind inhaltlich aber analog zur heutigen Anforderung in Qualitätsprüfungen. Nur Leitfrage 2 weicht ab und die meisten würden wohl spontan sagen: »Wir sind ein offenes Haus, bei uns kann jeder raus, der den Bedarf hat.« Die Erläuterungen (QPR, Anlage 4) sehen es jedoch etwas differenzierter: *»Bei Personen, die keine Auskunft geben können, sollte beurteilt werden, ob die Einrichtung die betreffenden Bedürfnisse einschätzt und bei der Maßnahmenplanung berücksichtigt. Sind die Äußerungen der Person nicht interpretierbar, sollte davon ausgegangen werden, dass ein Aufenthalt im Freien nicht täglich, aber mehrfach wöchentlich ermöglicht werden sollte, wenn das Wetter und die gesundheitliche Situation dies zulassen.«*[87]

Frage: Wie weist die Einrichtung nach, dass der demenziell veränderte Bewohner, der nicht selbst nach draußen gehen und diesen Wunsch auch nicht äußern kann, mehrfach die Woche ins Freie kommt?
Der Verweis auf einen Aushang mit Angeboten reicht hier nicht. Ich denke, dass ein solcher Aufenthalt im Freien in der Dokumentation geplant werden muss. Hier könnte z. B. stehen: »Die Einzelbetreuung findet bei gutem Wetter stets draußen statt.« Damit entfällt ein Einzelnachweis.

Gerade Einrichtungen, die auf das Strukturmodell umgestellt haben, benötigen keine Leistungsnachweise mehr für Grundpflege und Betreuung, sondern nur noch für die Behandlungspflege (▶ Kap. 2.3.6). Aber auch für Einrichtungen, die nicht umgestellt haben, gilt diese Befreiung von Leistungsnachweisen. *»Die Durchführung der Maßnahmen erfolgt grundsätzlich entsprechend der Maßnahmenplanung. Abweichungen der tatsächlich durchgeführten Maßnahmen von der Maßnahmenplanung [...] werden im Bericht nachvollziehbar dokumentiert. Wenn dieses Vorgehen im Rahmen des Qualitätsma-*

87 QPR vollstationär, Anlage 4, S. 6

nagements konzeptionell geregelt ist und den Mitarbeiterinnen und Mitarbeitern nachweislich bekannt ist, sind Einzelleistungsnachweise zur Durchführung der geplanten Maßnahmen in der Regel nicht erforderlich.«[88] Die Betreuung ist eine Regelleistung, somit muss der Gang an die frische Luft nicht einzeln quittiert werden. Lediglich Dinge, die nicht regelhaft sind, etwa ein zeitweiliges Trink-, Wund- oder Schmerzprotokoll bedürfen im Einzelfall eines detaillierten Nachweises.

Fazit **Schluss mit den Einzelnachweisen**

Auch die neue QPR verlangt keine Einzelnachweise für Betreuung und Pflege. Vorausgesetzt, dass das Qualitätsmanagement der Einrichtung konzeptionell auch keine Nachweise mehr vorsieht. (vgl. auch MUG S. 9)

1.2 Unterstützung bei der Ernährung und Flüssigkeitsversorgung
Leitfragen

1. Sind die Ernährungssituation inkl. Flüssigkeitsversorgung der versorgten Person sowie die Selbstständigkeit der versorgten Person in diesem Bereich fachgerecht erfasst worden?
2. Erfolgt eine ausreichende, bedürfnisgerechte Unterstützung der versorgten Person bei der Nahrungs- und Flüssigkeitsaufnahme?
3. Werden erforderliche Hilfsmittel zur Unterstützung der Ernährung und Flüssigkeitsaufnahme fachgerecht eingesetzt?

Fazit **Keine unliebsamen Überraschungen**

Im Qualitätsaspekt 1.2 sind lediglich die Fragen anders gestellt als wir das aus der Vergangenheit kennen. Inhaltlich geht es immer noch um Risiken in der Ernährung und Flüssigkeitsversorgung inklusive der dazugehörigen Unterstützungen des Bewohners.

[88] MuG, S. 9

1.3 Unterstützung bei Kontinenzverlust, Kontinenzförderung

Leitfragen

1. Wurde die Kontinenz der versorgten Person zutreffend erfasst?
2. Werden geeignete Maßnahmen zum Kontinenzerhalt, zur Unterstützung bei Kontinenzverlust oder beim Umgang mit künstlichen Ausgängen durchgeführt?
3. Werden erforderliche Hilfsmittel fachgerecht eingesetzt?

Fazit **Nichts wirklich Neues**

Es muss nicht zwingend das Kontinenzprofil im Wortlaut benannt werden (▶ Kap. 4.6). Allerdings muss in der Dokumentation erkennbar sein, welche Bedarfe an Unterstützung bzw. welchen Grad der Selbstständigkeit eine versorgte Person im Bereich der Ausscheidung hat.

1.4 Unterstützung bei der Körperpflege

Leitfragen

1. Werden bedarfsgerechte Maßnahmen zur Unterstützung bei der Körperpflege durchgeführt?
2. Wurden etwaige Auffälligkeiten des Hautzustands beurteilt und wurde auf diese Auffälligkeiten fachgerecht reagiert?
3. Werden bei der Körperpflege Wünsche der versorgten Person, das Selbstbestimmungsrecht und der Grundsatz der Wahrung der Intimsphäre berücksichtigt?

Fazit **Nur andere Formulierungen**

Die Fragen zum Qualitätsaspekt 1.4 »Körperpflege« sind ebenfalls nicht neu, nur anders formuliert.

Qualitätsbereich 2: Unterstützung bei der Bewältigung von krankheits- und therapiebedingten Anforderungen

Hier geht es um die erforderliche Behandlungspflege, aber auch um die Unterstützungsbedarfe bei Kontakten mit Ärzten oder Inanspruchnahme von Therapien.

2.1 Medikamentöse Therapie

Leitfragen

1. Entspricht die Unterstützung bei der Medikamenteneinnahme der ärztlichen An- bzw. Verordnung?
2. Erfolgt die Lagerung und Vorbereitung der Medikamente fachgerecht?
3. Erhält die versorgte Person die ihrem Bedarf entsprechende Unterstützung zur Einnahme/Applikation der Medikamente?
4. Entspricht die Kommunikation mit der Ärztin oder dem Arzt den individuellen Erfordernissen?

Fazit **Keine Neuerungen**

Wenn Sie die Fragen anschauen, stellen Sie auch hier fest: Es gibt nichts Neues bei den Qualitätsfragen. Das gilt für den gesamten Qualitätsbereich 2. Auch die Fragen zum Schmerzmanagement, zur Wundversorgung und weiteren ärztlichen Verordnungen präsentieren nichts Neues.

2.2 Schmerzmanagement

Leitfragen

1. Ist die Schmerzsituation der versorgten Person fachgerecht erfasst worden?
2. Erhält die versorgte Person eine fachgerechte Unterstützung zur Schmerzbewältigung?

2.3 Wundversorgung

Leitfragen

1. Wurde die Wundsituation fachgerecht erfasst?
2. Erhält die versorgte Person eine fachgerechte Unterstützung bei der Wundversorgung?

2.4 Unterstützung bei besonderen medizinisch-pflegerischen Bedarfslagen

Leitfragen

1. Werden die Maßnahmen entsprechend der ärztlichen An- bzw. Verordnung erbracht?
2. Ist im Bedarfsfall (z. B. bei gesundheitlichen Veränderungen oder kurz vor Ablauf des An- bzw. Verordnungszeitraums) eine Kommunikation mit der verordnenden Ärztin oder dem verordnenden Arzt erkennbar?
3. Werden Qualifikationsanforderungen berücksichtigt?
4. Entspricht die Durchführung der Maßnahme dem aktuellen Stand des Wissens und etwaigen besonderen Anforderungen im Einzelfall?

Info

*»Bei dieser Frage [Frage 3] geht es darum, ob die an- bzw. verordneten Maßnahmen von Pflegefachkräften durchgeführt werden und ob eine etwaige Beteiligung von Mitarbeiterinnen und Mitarbeitern, die über keine dreijährige Ausbildung verfügen, unter der Verantwortung von Pflegefachkräften erfolgt (z. B. Unterstützung der Versorgung von MRSA-Trägern).«**

* QPR vollstationär, Anlage 4, S. 15

Hier wurde die Anforderung gegenüber den alten Prüfungen verschärft. In der Vergangenheit stand in den Prüffragen, ob die durchführende Person die Qualifikation einer Fachkraft hat und wenn nicht, ob die Person ohne Ausbildung darin angeleitet wurde, diese Maßnahme auszuführen. Das Beispiel in der QPR-Erläuterung »Unterstützung der Versorgung von MRSA-Trägern« ist lächerlich, weil dies sicherlich nicht Alltag ist, das Anziehen von

Kompressionsstrümpfen allerdings schon. Stellt sich die Frage, wie man das praktisch bewältigt: Soll das Anziehen der Kompressionsstrümpfe faktisch unter der Verantwortung einer Pflegefachkraft geschehen?

Ich finde diese Frage schwierig im täglichen Stationsleben. Natürlich kann man weiterhin Aufgaben an Nichtfachkräfte delegieren. Aber per Gesetz hat die durchführende Person die Durchführungsverantwortung und die anordnete Person die Anordnungsverantwortung.

2.5 Unterstützung bei der Bewältigung von sonstigen therapiebedingten Anforderungen

Leitfragen

1. Werden Maßnahmen entsprechend der ärztlichen An- bzw. Verordnung durchgeführt?
2. Ist im Bedarfsfall eine Kommunikation mit der verordnenden Ärztin oder dem verordnenden Arzt erkennbar?
3. Entspricht die Durchführung der Maßnahme dem aktuellen Stand des Wissens und etwaigen besonderen Anforderungen im Einzelfall?

Dieser Punkt wird in den wenigsten Fällen bewertet werden, denn die Erläuterung zeigt, dass diese Prüffrage nur notwendig wird, wenn der Prüfer in den Qualitätsaspekten 2.1 bis 2.4 eine Auffälligkeit feststellte: *»An dieser Stelle werden die Feststellungen der Prüferin oder des Prüfers im Zusammenhang mit der Unterstützung der versorgten Person bei der Bewältigung von sonstigen therapiebedingten Anforderungen, die nicht in die Bewertungen der Qualitätsaspekte 2.1 bis 2.4 eingeflossen sind, dokumentiert. Dies gilt beispielsweise für die Blutdruck- oder Blutzuckermessung, hinsichtlich derer bei der Beurteilung anderer Qualitätsaspekte Auffälligkeiten oder Defizite festgestellt wurden.«*[89]

[89] QPR vollstationär, Anlage 4, S. 16

Qualitätsbereich 3: Unterstützung bei der Gestaltung des Alltagslebens und der sozialen Kontakte

3.1 Unterstützung bei Beeinträchtigungen der Sinneswahrnehmung

Leitfragen

1. Wurden Beeinträchtigungen des Seh- oder Hörvermögens erfasst und in ihren Folgen für den Lebensalltag zutreffend eingeschätzt (einschließlich ihrer Bedeutung für gesundheitliche Risiken)?
2. Werden Maßnahmen ergriffen, um die Beeinträchtigungen des Seh- oder Hörvermögens zu kompensieren?
3. Werden geeignete Hilfsmittel zur Kompensation der Beeinträchtigungen des Seh- oder Hörvermögens eingesetzt?

Info

Diese Fragen sind neu, aber nicht schwierig zu erfüllen. Es reicht nun nicht mehr, nur die Brille oder das Hörgerät zu erwähnen, es muss auch die Auswirkung auf den Alltag beschrieben werden. »Frau L. kann im 1:1-Gespräch gut folgen, meidet aber größere Gruppen, weil sie mit dem Hörgerät in Gruppen nicht so gut zurechtkommt.«

Eine Problemfrage ist die Anforderung, die sich aus der Bewertung ergibt. Wenn ein Hörgerät oder Hilfsmittel nicht angepasst ist oder veraltet, muss die Einrichtung das erklären.

Tipp

So wie Sie die Fußpflege von externen Kräften einbestellen, sollten Sie auch Optiker und Hörgeräteakustiker ins Haus kommen lassen.

3.2 Unterstützung bei der Tagesstrukturierung, Beschäftigung und Kommunikation

Leitfragen

1. Sind die Interessen an Aktivitäten und Gewohnheiten der versorgten Person bekannt?
2. Wurde mit der versorgten Person (oder ihren Bezugspersonen) eine individuelle Tagesstrukturierung erarbeitet?
3. Orientieren sich pflegerische Versorgung und andere Hilfen an der individuell festgelegten Tagesstrukturierung und den Bedürfnissen der versorgten Person?
4. Erhält die versorgte Person Unterstützung dabei, bedürfnisgerechten Beschäftigungen im Lebensalltag nachzugehen?

Fazit **Weder neu noch unerwartet**

Es geht darum, dass Bewohner ihren Bedürfnissen und Fähigkeiten entsprechende Angebote unterbreitet bekommen, in Gruppen oder auch einzeln. Und dass für jeden Bewohner die Tagesstruktur bekannt ist, die er sich wünscht. Kann der Bewohner keine Wünsche äußern, geht es um eine Tagesstruktur, die eine Förderung von Orientierung und Wohlbefinden ermöglicht.

3.3 Nächtliche Versorgung

Leitfragen

1. Liegt eine aussagekräftige Bedarfseinschätzung und Maßnahmenplanung für die nächtliche Versorgung vor?
2. Wird bei bestehenden Ein- und Durchschlafschwierigkeiten eine darauf ausgerichtete Unterstützung geleistet?
3. Berücksichtigt die Maßnahmenplanung besondere Risikosituationen während der Nacht (z. B. bei Personen mit motorisch geprägten Verhaltensauffälligkeiten)?

Fazit **Achtung, aufpassen!**

Bereits die Leitfrage 1 könnte zum Knackpunkt werden: Welche Einrichtung ermittelt eine »aussagekräftige« Bedarfseinschätzung? Ist es in vielen Fällen nicht eher so, dass der neue Bewohner in das bereits bestehende Programm der Nachtdienste aufgenommen wird?

Wenn ein Prüfer clever ist, lässt er sich die Dokumentation nach dem Einzug zeigen und fragt, wo die Bedarfsermittlung zu finden ist…

Aber auch die Leitfrage 2, ob Ein- oder Durchschlafstörungen vorliegen und wie diesen begegnet wird, ist neu und bedarf in einigen Dokumentationen der Anpassung.

Die Leitfrage 3 lässt sich nicht mit Melperon beantworten (beachten Sie den Qualitätsaspekt 4.3).

Qualitätsbereich 4: Unterstützung in besonderen Bedarfs- und Versorgungssituationen

Dieser Qualitätsbereich ist punktuell komplett neu, zumindest zielt der Aspekt 4.3 auf den Expertenstandard Beziehungspflege mit Menschen mit Demenz ab.

4.1 Unterstützung des Bewohners in der Eingewöhnungsphase nach dem Einzug

Leitfragen

1. Wurde vor dem Einzug oder kurzfristig (innerhalb von 24 Stunden) nach dem Einzug der versorgten Person eine Einschätzung vorgenommen, ob bzw. in welchen Punkten ein dringender Versorgungsbedarf besteht?
2. Bei Langzeitpflege: Leistete die Einrichtung in den ersten Wochen nach dem Einzug zielgerichtete Unterstützung?
3. Bei Kurzzeitpflege: Leistete die Einrichtung in den ersten Tagen nach der Aufnahme zielgerichtete Unterstützung?

Fazit **Zeitnah einschätzen**

Jede Einrichtung macht eine Bedarfseinschätzung, um zu prüfen, was der neue Bewohner braucht. Allerdings liegt diese Bedarfseinschätzung, zumindest was die Risiken betrifft, in vielen Einrichtungen nicht schon nach 24 Stunden vor. Viele Pflegekräfte glauben, dass sie mehr Zeit benötigen, um den Menschen kennenzulernen, bevor sie die Einschätzung machen. Das geht nun nicht mehr.
Die Einschätzung muss zeitnah sein. Lieber liegt man mit seiner Einschätzung mal daneben, als dass man keine Einschätzung macht.

Als Gerichtsgutachterin würde ich sagen, dass selbst 24 Stunden zu lange sind, wenn der neue Bewohner dekubitus- oder sturzgefährdet ist. Fragen Sie sich selbst: Wie sieht es für einen Außenstehenden aus, wenn der Bewohner einzieht und bis zum nächsten Morgen noch keine Risikoeinschätzung vorliegt, aber der Mensch dann bereits einen Sturz oder einen Dekubitus erlitten hat?

4.2 Überleitung bei Krankenhausaufenthalten

Leitfragen

1. Wurden dem Krankenhaus Informationen zum Gesundheitszustand, zum pflegerischen Versorgungsbedarf und zu den individuellen Bedürfnissen übermittelt?
2. Erfolgte eine Aktualisierung der Bedarfseinschätzung und bei Bedarf eine Anpassung der Maßnahmenplanung nach der Rückkehr der versorgten Person?

Fazit **Kein Problem**

Bei diesen neuen Fragen gibt es keine Probleme, weil die Einrichtungen das schon lange erfüllen, obwohl es in den vergangenen Prüfkatalogen keine Fragen dazu gab.

Jede Einrichtung gibt dem Krankenhaus einen Überleitungsbogen mit.

Auch die Evaluation nach der Übernahme aus einem Krankenhaus oder die Aufgabe, eine Veränderung des Unterstützungsbedarfes gegenüber der Zeit vor dem Krankenhausaufenthalt zu eruieren, dürften die meisten Einrichtungen erfüllen.

4.3 Unterstützung von versorgten Personen mit herausfordernd erlebtem Verhalten und psychischen Problemlagen

Leitfragen

1. Erfolgten eine Erfassung der Verhaltensweisen der versorgten Person und eine darauf aufbauende Einschätzung, ob aus dem Verhalten ein Unterstützungsbedarf erwächst?
2. Wurden verhaltenswirksame Faktoren identifiziert und Maßnahmen eingeleitet, um diese Faktoren zu begrenzen oder zu kompensieren?
3. Erhält die versorgte Person eine geeignete Unterstützung, um trotz der Verhaltensproblematik Bedürfnisse zu befriedigen und Wohlbefinden zu erleben?

Wichtig **Neu!**

Diese Fragen sind nicht nur neu, sie stellen eine große Herausforderung für die Einrichtungen dar. Die zweite Leitfrage, ob verhaltenswirksame Faktoren identifiziert wurden, ist in einigen Einrichtungen nicht einmal ansatzweise erfüllt.

Verhaltenswirksame Faktoren bedeutet, dass man sich Gedanken machen muss:

- Warum lässt sich ein Bewohner nicht waschen?
- Warum nimmt jemand seine Tabletten nicht?
- Warum greift ein Bewohner immer wieder in die Hose?
- Warum ruft eine Person immer »Hallo«, auch wenn eine Pflegekraft im Raum ist?
- Warum isst oder trinkt jemand nicht?

Diese Fragen sind der Schlüssel zum Umgang mit den Menschen, insbesondere für Menschen mit Demenz. Manche Pflegekräfte investieren mehr Energie in die Frage: »Wie bekomme ich den Pflegebedürftigen gewaschen, wie bekomme ich hin, dass er trinkt, isst, dies oder jenes tut?«, als in die Frage, warum dieses Verhalten so ist wie es ist. Dabei verhalten sich insbesondere Menschen mit Demenz aus ihrer Sicht normal. Sie trinken nicht, wenn sie etwa keinen Durst haben oder denken, sie müssen noch eine Weile warten, bis eine Toilette in Reichweite ist. Ein demenziell Erkrankter lässt sich nicht waschen, wenn er denkt, es sei jetzt noch nicht nötig oder er habe sich bereits gewaschen.

»Dem Verhalten auf die Spur zu kommen« – das ist die im Expertenstandard »Beziehungspflege mit Menschen mit Demenz« genannte wichtige Verstehenshypothese. Das ist aufwändig aber die einzige Möglichkeit, Menschen mit Demenz zu verstehen und ihnen damit ein Stück Selbstbestimmung, Wertschätzung und Wohlbefinden zu geben. Genau so sieht es die Leitfrage 3: »Erhält die versorgte Person eine geeignete Unterstützung, um trotz der Verhaltensproblematik Bedürfnisse zu befriedigen und Wohlbefinden zu erleben?«

Wenn ein Mensch mit Demenz seine Mutter sucht, nach Hause möchte etc. ist es wenig hilfreich ihn mit Essen, Trinken, Waschen und Kleiden versorgen zu wollen. Man muss sehen, was dieser Mensch in dieser Situation benötigt. Wenn jemand Sorgen hat, nicht nach Hause zu kommen, die Mutter nicht mehr zu sehen oder die Kinder, kann man ihn nicht ablenken, schon gar nicht mit Grundpflege oder mit Aufforderungen wie »Sie müssen aber…« oder: »Bleiben Sie sitzen!«

4.4 Freiheitsentziehende Maßnahmen

Leitfragen

1. Wird/wurde die Notwendigkeit der eingesetzten freiheitsentziehenden Maßnahme/n regelmäßig überprüft?
2. Erfolgt/e der Einsatz der Maßnahme/n fachgerecht?

Fazit **Es geht um mehr**

Diese Frage bezieht sich nicht wie in den Qualitätsindikatoren (▶ Kap. 5.1.2) nur auf die mechanischen Maßnahmen wie Gurte und Bettseitenteile. Sie geht darüber hinaus und bezieht auch medikamentöse freiheitseinschränkende Maßnahmen und Isolation mit ein.

Diese in der Anlage 4 der QPR erläuterte »*Isolation als auch der Einsatz ruhigstellender Medikamente*« ist eine neue Prüffrage und sicher müssen hier einige Einrichtungen in der Dokumentation nacharbeiten. Wenn in der Bedarfsmedikation beispielsweise steht »Melperon 5 ml bei Unruhe« klingt das wie eine medikamentöse Ruhigstellung. Die Bedarfsmedikation muss eindeutig sein, oder es muss sich um eine »individuelle Medikation«[90] handeln. Individuell ist das Stichwort »bei Unruhe« sicherlich nicht. Individuell wäre, wenn man schreibt: »Wenn der Bewohner bis 23:00 Uhr nicht zur Ruhe kommt.« – »Wenn Bewohner anfängt, sich im Speiseraum auszuziehen.« – »Wenn der Bewohner Ängste äußert, er würde überfallen.« – »Wenn er mehr als 20 mal ruft und Ablenkung und Zuwendung nicht helfen.«

Nur diese vier Qualitätsbereiche beim Bewohner werden in die Bewertung einbezogen (▶ Kap. 6.2). Die Qualitätsbereiche 5 und 6 werden nur erfasst und hinsichtlich ihrer Erfüllung überprüft. Die Ergebnisse fließen jedoch nicht in das Gesamtergebnis der Einrichtung mit ein.

[90] QPR vollstationär, Anlage 1, Prüfbogen A, S. 13

Qualitätsbereich 5: Bedarfsübergreifende Qualitätsaspekte

Dieser Qualitätsbereich befasst sich unabhängig von der konkreten Bedarfssituation eines Klienten mit dem Umgang von Herausforderungen in einem Betrieb. Hier wird der allgemeine Umgang mit Risikobereichen bewertet, z. B. der Umgang mit Expertenstandards, die Einbindung von biografischen Besonderheiten, die Einhaltung von Hygienevorschriften bis hin zu Konzepten der Versorgung. Dieser Qualitätsbereich ist die Anlage 2 der QPR, Prüfbogen B.

5.1 Abwehr von Risiken und Gefährdungen

Leitfrage:

1. Erfolgt in der Einrichtung eine fachgerechte Risikoerfassung sowie eine fachgerechte Planung und Umsetzung von Maßnahmen zur Reduzierung von Risiken und Vermeidung von Gefährdungen der versorgten Person?

Gemeint ist hier, dass der Prüfer die Feststellungen, die er beim Bewohner zu Risiken, z. B. bei der Mobilität, Ernährung, Behandlungspflege etc., noch einmal zusammenfasst. Der Prüfer soll nicht nochmal aufwändig prüfen, wie die Einrichtung generell vorgeht, sondern sich auf seine bereits getroffenen Feststellungen beim Bewohner beziehen. *»Zur Beurteilung dieses Qualitätsaspekts sind im Regelfall keine umfangreichen, zusätzlichen Informationen erforderlich … Das Prüfteam sollte alle relevanten Feststellungen nutzen, die bei der Prüfung auf der Ebene der personenbezogenen Versorgung gemacht worden sind.«*[91]

Fazit **Defizite lösen Fragen aus**

Wenn die Prüfer bei den Bewohnern Defizite im Umgang mit bestehenden Risiken festgestellt haben, so werden sie bei dieser Frage ggf. auch nach der Umsetzung der Expertenstandards fragen.

---

[91] QPR vollstationär, Anlage 2, Prüfbogen B, S. 23

5.2 Biografieorientierte Unterstützung

Leitfrage:

1. Werden bei der Unterstützung der versorgten Personen biografische Aspekte berücksichtigt und werden – wenn dies angezeigt ist – Möglichkeiten, Bezüge auf bedeutsame Ereignisse oder Erfahrungen im Lebensverlauf herzustellen, genutzt?

Auch bei dieser Frage soll der Prüfer nicht weit ausholen, sondern sich auf das stützen, was er bereits in den vorangegangenen vier Qualitätsbereichen feststellte. Allerdings kann ein Prüfer hier auch schon mal nach einer Konzeption fragen oder nach dem generellen Vorgehen bei dieser Art der Informationssammlung.

5.3 Einhaltung von Hygieneanforderungen

Leitfrage:

1. Werden in der Einrichtung die grundlegenden Hygieneanforderungen eingehalten?

Der Prüfer soll auch hier die beim Bewohner festgestellten Hygieneerfordernisse, z. B. bei Unterstützung bei Kontinenzverlust, Körperpflege, Wundversorgung etc. als Gesamtes bewerten. Zudem kann der Prüfer hier die Beobachtungen niederschreiben, die er während der Prüfung festgestellt hat, beim Rundgang durch das Haus, beim Blick in Funktionsräume etc.

5.4 Hilfsmittelversorgung

Leitfrage:

1. Erfolgt in der Einrichtung eine fachgerechte Unterstützung der versorgten Personen im Bereich Hilfsmittelversorgung?

Auch hier wird der Prüfer aufgefordert, auf die Bewertungen der vorangegangenen Qualitätsaspekte beim Bewohner zurückzugreifen. Natürlich kann hier auch die Frage herangezogen werden, wie Hilfsmittel vorgehalten, besorgt und eingesetzt werden.

5.5 Schutz von Persönlichkeitsrechten und Unversehrtheit

Leitfrage:

1. Gewährleistet die Einrichtung den Schutz von Persönlichkeitsrechten und die Unversehrtheit der versorgten Person?

Wie im gesamten Qualitätsbereich 5 erfasst der Prüfer hier seine grundsätzliche Einschätzung. Wie wird im Haus mit den Persönlichkeitsrechten der Pflegebedürftigen umgegangen? Dazu gehören beispielsweise die Selbstbestimmung, der Datenschutz, die Persönlichkeitsrechte der freien Entfaltung, Meinungsfreiheit, Freiheit etc.

Qualitätsbereich 6: Einrichtungsinterne Organisation und Qualitätsmanagement

In diesem Prüfbereich geht es um Sachverhalte wie Struktur- und Ablauforganisation. Also um die Frage, inwieweit die Einrichtung in der Lage ist, die pflegerischen Versorgung sicherzustellen, welches interne Qualitätsmanagement besteht und wie dieses in den Prozess eingreift, um eine sichere, bedarfs- und bedürfnisgerechte Versorgung zu gewährleisten.:

6.1 Qualifikation der und Aufgabenwahrnehmung durch die verantwortliche Pflegefachkraft

Leitfragen

1. Verfügt die verantwortliche Pflegefachkraft über die notwendige Qualifikation und Erfahrung (Pflegefachkraft, ausreichende Berufserfahrung, Weiterbildung zum Erwerb einer formalen Leitungsqualifikation)?
   Die leitende Pflegefachkraft muss über eine entsprechende Qualifikation (Fachkraft in Kranken-Gesundheits- oder Altenpflege mit mind.460 Stunden Weiterbildung oder Studium) verfügen sowie Berufserfahrung. Letztere wurde erst im Februar 2019 gesetzlich verabschiedet[92]. Die Erfahrung muss nur noch zwei Jahre in den letzten acht Jahren umfassen, nicht wie bis dahin in den letzten fünf Jahren.
   Natürlich geht es, wie all die Jahre zuvor schon, um den Stundenumfang und um die Frage, ob die verantwortliche Fachkraft die Aufgaben auch

[92] MuG, S. 6

wahrnehmen kann. Ist eine PDL zu viel in der Pflege tätig, kann sie ggf. ihre Aufgaben als Leitung nicht hinreichend wahrnehmen.

2. Ist die Stellvertretung der verantwortlichen Pflegefachkraft eine Pflegefachkraft?
3. Steht die verantwortliche Pflegefachkraft in einem sozialversicherungspflichtigen Beschäftigungsverhältnis?
4. Steht die stellvertretende verantwortliche Pflegefachkraft in einem sozialversicherungspflichtigen Beschäftigungsverhältnis?
   Die Qualifikationsanforderung gilt nicht für die Vertretung. Diese muss lediglich ein Examen haben und sozialversicherungspflichtig beschäftigt sein.
5. Verfügt die verantwortliche Pflegefachkraft über genügend Zeit für die Wahrnehmung ihrer Aufgaben?
6. Sorgt die verantwortliche Pflegefachkraft für eine fachgerechte Planung, Durchführung und Evaluation der Pflegeprozesse?
   Hier wird sicher die Frage nach Pflegevisiten, Fallbesprechungen, Fortbildungen Umsetzung von Expertenstandards etc. aufkommen. Also: Wie stellt die PDL sicher, dass jeder Bewohner eine Dokumentation hat, die alle Schritte des Pflegeprozesses abbilden? Je nach Prüfer gibt es hier ein weites Betätigungsfeld.
7. Sorgt die verantwortliche Pflegefachkraft für die Ausrichtung der Dienstplanung am Pflegebedarf und den Qualifikationsanforderungen?
   Diese Frage kann zu diversen Auswüchsen führen. Die Prüfer könnten den Dienstplan auseinandernehmen, was sie aber der Heimaufsicht überlassen sollten, um Doppelprüfungen zu vermeiden.

6

6.2 Begleitung sterbender Heimbewohner und ihrer Angehörigen

Leitfragen

1. Liegt ein schriftliches Konzept für die Begleitung Sterbender und ihrer Angehörigen vor?
2. Gibt es Regelungen für die Zusammenarbeit mit externen Einrichtungen (z. B. Palliativdienste, Hospizinitiativen) und namentlich bekannte Ansprechpartnerinnen und Ansprechpartner für solche Einrichtungen?
3. Ist konzeptionell geregelt, dass die Wünsche der versorgten Person und der Angehörigen für den Fall einer gesundheitlichen Krise und des Versterbens erfasst werden?

4. Ist konzeptionell geregelt, dass Patientenverfügungen oder Vorsorgevollmachten den Mitarbeiterinnen und Mitarbeitern bekannt sind und jederzeit verfügbar sind?
5. Ist konzeptionell geregelt, dass im Sterbefall eine direkte Information der Angehörigen entsprechend den von ihnen hinterlegten Wünschen erfolgt?

6.3 Maßnahmen zur Vermeidung und zur Behebung von Qualitätsdefiziten

Diese Frage und die dazugehörigen Leitfragen muss man anders angehen als das Thema Beschwerdemanagement in den letzten Fragen:

1. Werden geeignete Maßnahmen im Rahmen des internen Qualitätsmanagements durchgeführt, um Qualitätsdefizite zu identifizieren?
   Hierunten kann man Pflege- oder Mitarbeitervisiten ebenso zählen wie die Auswertung der Risikoliste über Bewohner mit besonderen Anforderungen (Dekubitus, Gewichtsverlust, Stürze, freiheitseinschränkende Maßnahmen) oder Audits etc. Also alles, was man als »Fehlersuchsystem« heranziehen kann. Eben auch die Beschwerden oder Kritiken von Klienten, Besuchern oder Mitarbeitern.
2. Werden Qualitätsdefizite systematisch bewertet und bei Bedarf bearbeitet?
   Hier wird geschaut, was nach der Feststellung von Defiziten getan wird. Etwa: Wird eine Pflegevisite auf Wiedervorlage gelegt, wenn sie Schwächen in der Versorgung aufgedeckt hat? Wie wird mit der Beschwerde eines Klienten weiter umgegangen?
3. Hat die Einrichtung geeignete Maßnahmen eingeleitet, um schlechte Versorgungsergebnisse (Qualitätsindikatoren) zu verbessern?
   Das ist immer dann wichtig, wenn man von der DAS das Ergebnis zurückbekommt und mit den Qualitätsindikatoren nicht über dem Durchschnitt liegt. Denn die DAS gibt die Ergebnisse (▶ Kap. 5.2) nicht nur an die Einrichtung, sondern zeitgleich an die Pflegekassenverbände. Und diese sind als Vertragspartner der Einrichtung mit Ergebnissen unter dem Durchschnitt nicht zufrieden.
4. Werden Maßnahmen zur Qualitätssicherung evaluiert?
   Hierzu gehört auch der Umgang der Einrichtung mit dem Ergebnis nach einer Qualitätserfassung oder einer Qualitätsprüfung.

Wichtig **Wissen, wo was steht**

Ganz egal, welcher Prüfer kommt und ganz egal, was er fordert – schauen Sie unbedingt in die Qualitätsaspekte, ihre Bewertung und die Erläuterungen. Haben Sie den Mut, jeden Prüfer zu fragen, wo das steht, was er gerade fordert.

6.3.3 Die Bewertung der Qualitätsaspekte stationär

Wie (▶ Kap. 6.2) beschrieben, wird jeder Qualitätsaspekt bewertet:

A	Keine Auffälligkeiten oder Defizite
B	Auffälligkeiten, die keine Risiken oder negativen Folgen für den Bewohner erwarten lassen
C	Defizit mit Risiko negativer Folgen für den Bewohner
D	Defizit mit eingetretenen negativen Folgen für den Bewohner

Sind die neun Bewohner mit allen Aspekten bewertet, werden die C- und D-Bewertungen zusammengetragen. Diese Bewertung steht dann im Internet, neben den Bewertungen der internen Ergebnisse (▶ Kap. 5.1).

Tab. 27: Beispielhafte Bewertung durch die Qualitätsprüfer*

Beste Bewertung: 4 Punkte/schlechteste Bewertung: 1 Punkt	
Qualitätsindikator	**Punkte**
Unterstützung im Bereich der Mobilität	■ □ □ □
Unterstützung beim Essen und Trinken	■ ■ ■ ■
Unterstützung bei Kontinenzverlust, -förderung	■ ■ ■ □
Unterstützung bei der Körperpflege	■ ■ ■ □
Unterstützung bei der Medikamenteneinnahme	■ ■ □ □

Beste Bewertung: 4 Punkte/schlechteste Bewertung: 1 Punkt	
Qualitätsindikator	**Punkte**
Schmerzmanagement	■ ■ □ □
Wundversorgung	■ ■ ■ ■
Unterstützung bei bes. med.-pfleg. Bedarf	■ ■ ■ ■
Unterstützung bei Beeinträchtigungen der Sinneswahrnehmung (z. B. Hören, Sehen)	■ ■ ■ ■
Unterstützung bei der Strukturierung des Tages, Beschäftigung und Kommunikation	■ ■ □ □
Nächtliche Versorgung	■ ■ ■ ■
Unterstützung in der Eingewöhnungsphase nach dem Heimeinzug	■ ■ ■ □
Überleitung bei Krankenhausaufenthalten	■ ■ ■ ■
Unterstützung von Bewohnern mit herausforderndem Verhalten	X
Anwendung freiheitsentziehender Maßnahmen	X

* Vgl. Abschlussbericht, S. 529

6.3.4 Die Prüffragen stationär im Original

Qualitätsbereich 1: Unterstützung bei der Mobilität und Selbstversorgung

1.1 Unterstützung im Bereich der Mobilität

Leitfragen

1. Entspricht die Unterstützung bei der Mobilität dem individuellen Bedarf der versorgten Person?
2. Erhält die versorgte Person, wenn sie es wünscht, Unterstützung für Aufenthalte im Freien?

3. Wurden die vorliegenden Mobilitätsbeeinträchtigungen bei der Einschätzung gesundheitlicher Risiken berücksichtigt?
4. Entspricht die Unterstützung im Bereich der Mobilität den Erfordernissen, die aus der individuellen Risikosituation erwachsen?
5. Werden zielgerichtete Maßnahmen zur Erhaltung und Förderung der Mobilität durchgeführt, die auf die noch vorhandenen Fähigkeiten und Bedürfnisse der versorgten Person abgestimmt sind?

1.2 Unterstützung bei der Ernährung und Flüssigkeitsversorgung
Leitfragen

1. Sind die Ernährungssituation inkl. Flüssigkeitsversorgung der versorgten Person sowie die Selbstständigkeit der versorgten Person in diesem Bereich fachgerecht erfasst worden?
2. Erfolgt eine ausreichende, bedürfnisgerechte Unterstützung der versorgten Person bei der Nahrungs- und Flüssigkeitsaufnahme?
3. Werden erforderliche Hilfsmittel zur Unterstützung der Ernährung und Flüssigkeitsaufnahme fachgerecht eingesetzt?

1.3 Unterstützung bei Kontinenzverlust, Kontinenzförderung
Leitfragen

1. Wurde die Kontinenz der versorgten Person zutreffend erfasst?
2. Werden geeignete Maßnahmen zum Kontinenzerhalt, zur Unterstützung bei Kontinenzverlust oder beim Umgang mit künstlichen Ausgängen durchgeführt?
3. Werden erforderliche Hilfsmittel fachgerecht eingesetzt?

1.4 Unterstützung bei der Körperpflege
Leitfragen

1. Werden bedarfsgerechte Maßnahmen zur Unterstützung bei der Körperpflege durchgeführt?
2. Wurden etwaige Auffälligkeiten des Hautzustands beurteilt und wurde auf diese Auffälligkeiten fachgerecht reagiert?
3. Werden bei der Körperpflege Wünsche der versorgten Person, das Selbstbestimmungsrecht und der Grundsatz der Wahrung der Intimsphäre berücksichtigt?

Qualitätsbereich 2: Unterstützung bei der Bewältigung von krankheits- und therapiebedingten Anforderungen

2.1 Medikamentöse Therapie

Leitfragen

1. Entspricht die Unterstützung bei der Medikamenteneinnahme der ärztlichen An- bzw. Verordnung?
2. Erfolgt die Lagerung und Vorbereitung der Medikamente fachgerecht?
3. Erhält die versorgte Person die ihrem Bedarf entsprechende Unterstützung zur Einnahme/Applikation der Medikamente?
4. Entspricht die Kommunikation mit der Ärztin oder dem Arzt den individuellen Erfordernissen?

2.2 Schmerzmanagement

Leitfragen

1. Ist die Schmerzsituation der versorgten Person fachgerecht erfasst worden?
2. Erhält die versorgte Person eine fachgerechte Unterstützung zur Schmerzbewältigung?

2.3 Wundversorgung

Leitfragen

1. Wurde die Wundsituation fachgerecht erfasst?
2. Erhält die versorgte Person eine fachgerechte Unterstützung bei der Wundversorgung?

2.4 Unterstützung bei besonderen medizinisch-pflegerischen Bedarfslagen

Leitfragen

1. Werden die Maßnahmen entsprechend der ärztlichen An- bzw. Verordnung erbracht?
2. Ist im Bedarfsfall (z. B. bei gesundheitlichen Veränderungen oder kurz vor Ablauf des An- bzw. Verordnungszeitraums) eine Kommunikation mit der verordnenden Ärztin oder dem verordnenden Arzt erkennbar?
3. Werden Qualifikationsanforderungen berücksichtigt?
4. Entspricht die Durchführung der Maßnahme dem aktuellen Stand des Wissens und etwaigen besonderen Anforderungen im Einzelfall?

2.5 Unterstützung bei der Bewältigung von sonstigen therapiebedingten Anforderungen

Leitfragen

1. Werden Maßnahmen entsprechend der ärztlichen An- bzw. Verordnung durchgeführt?
2. Ist im Bedarfsfall eine Kommunikation mit der verordnenden Ärztin oder dem verordnenden Arzt erkennbar?
3. Entspricht die Durchführung der Maßnahme dem aktuellen Stand des Wissens und etwaigen besonderen Anforderungen im Einzelfall?

Qualitätsbereich 3: Unterstützung bei der Gestaltung des Alltagslebens und der sozialen Kontakte

3.1 Unterstützung bei Beeinträchtigungen der Sinneswahrnehmung

Leitfragen

1. Wurden Beeinträchtigungen des Seh- oder Hörvermögens erfasst und in ihren Folgen für den Lebensalltag zutreffend eingeschätzt (einschließlich ihrer Bedeutung für gesundheitliche Risiken)?
2. Werden Maßnahmen ergriffen, um die Beeinträchtigungen des Seh- oder Hörvermögens zu kompensieren?
3. Werden geeignete Hilfsmittel zur Kompensation der Beeinträchtigungen des Seh- oder Hörvermögens eingesetzt?

3.2 Unterstützung bei der Tagesstrukturierung, Beschäftigung und Kommunikation

Leitfragen

1. Sind die Interessen an Aktivitäten und Gewohnheiten der versorgten Person bekannt?
2. Wurde mit der versorgten Person (oder ihren Bezugspersonen) eine individuelle Tagesstrukturierung erarbeitet?
3. Orientieren sich pflegerische Versorgung und andere Hilfen an der individuell festgelegten Tagesstrukturierung und den Bedürfnissen der versorgten Person?
4. Erhält die versorgte Person Unterstützung dabei, bedürfnisgerechten Beschäftigungen im Lebensalltag nachzugehen?

3.3 Nächtliche Versorgung

Leitfragen

1. Liegt eine aussagekräftige Bedarfseinschätzung und Maßnahmenplanung für die nächtliche Versorgung vor?
2. Wird bei bestehenden Ein- und Durchschlafschwierigkeiten eine darauf ausgerichtete Unterstützung geleistet?
3. Berücksichtigt die Maßnahmenplanung besondere Risikosituationen während der Nacht (z. B. bei Personen mit motorisch geprägten Verhaltensauffälligkeiten)?

Qualitätsbereich 4: Unterstützung in besonderen Bedarfs- und Versorgungssituationen

4.1 Unterstützung des Bewohners in der Eingewöhnungsphase nach dem Einzug

Leitfragen

1. Wurde vor dem Einzug oder kurzfristig (innerhalb von 24 Stunden) nach dem Einzug der versorgten Person eine Einschätzung vorgenommen, ob bzw. in welchen Punkten ein dringender Versorgungsbedarf besteht?
2. Bei Langzeitpflege: Leistete die Einrichtung in den ersten Wochen nach dem Einzug zielgerichtete Unterstützung?
3. Bei Kurzzeitpflege: Leistete die Einrichtung in den ersten Tagen nach der Aufnahme zielgerichtete Unterstützung?

4.2 Überleitung bei Krankenhausaufenthalten

Leitfragen

1. Wurden dem Krankenhaus Informationen zum Gesundheitszustand, zum pflegerischen Versorgungsbedarf und zu den individuellen Bedürfnissen übermittelt?
2. Erfolgte eine Aktualisierung der Bedarfseinschätzung und bei Bedarf eine Anpassung der Maßnahmenplanung nach der Rückkehr der versorgten Person?

4.3 Unterstützung von versorgten Personen mit herausfordernd erlebtem Verhalten und psychischen Problemlagen

Leitfragen

1. Erfolgten eine Erfassung der Verhaltensweisen der versorgten Person und eine darauf aufbauende Einschätzung, ob aus dem Verhalten ein Unterstützungsbedarf erwächst?
2. Wurden verhaltenswirksame Faktoren identifiziert und Maßnahmen eingeleitet, um diese Faktoren zu begrenzen oder zu kompensieren?
3. Erhält die versorgte Person eine geeignete Unterstützung, um trotz der Verhaltensproblematik Bedürfnisse zu befriedigen und Wohlbefinden zu erleben?

4.4 Freiheitsentziehende Maßnahmen

Leitfragen

1. Wird/wurde die Notwendigkeit der eingesetzten freiheitsentziehenden Maßnahme/n regelmäßig überprüft?
2. Erfolgt/e der Einsatz der Maßnahme/n fachgerecht?

6.4 Die Qualitätsprüfung in der Tagespflege verstehen

Die teilstationäre Pflege hoffte schon Jahre auf einen eigenen Katalog, abgekoppelt von der vollstationären Pflege. Das ist nun im neuen System der Fall. Die neue QPR für teilstationäre Einrichtungen enthält einen eigenen Prüfkatalog.

Die Bewertung erfolgt wie in der stationären und ambulanten Pflege (▶ Kap. 6.2*) nach dem A-, B-, C-, D-Schema und auch die Veröffentlichung ist identisch.*

6.4.1 Auswahl der Klienten in der Tagespflege

Da die Tagespflege keine Indikatoren meldet, werden alle Tagesgäste vom externen Prüfteam MDK/PKV-Prüfteam gezogen und sechs anwesende Tagesgäste geprüft.

Die Prüfer wählen anhand einer alphabetisch sortierten Anwesenheitsliste aus, konkret: Sie würfeln. Die gewürfelte Zahl entscheidet über die Auswahl. Wird bspw. eine 4 gewürfelt, wird jeder vierte Tagesgast ausgewählt. Die Prüfer entscheiden aber, von wo aus die Zählung durchgeführt wird, von oben aus der Liste, von unten oder von der Mitte ausgehend nach oben oder unten. Handelt es sich um eine kleine Tagespflege, kann man sich das Würfeln sparen und wird eher froh sein, von sechs der anwesenden Gäste eine Einwilligung in die Prüfung zu erhalten. Das weitere Prozedere der Prüfung läuft wie in der stationären Pflege auch (▸ Kap. 6.1.1) – bis auf die Plausibilitätsprüfung, die entfällt, weil die Tagespflege keine QI meldet. Auch die Bewertung erfolgt analog der stationären Einrichtungen.

6.4.2 Die sechs Bereiche der Qualitätsprüfung

Die sechs Bereiche der vollstationären Pflege werden auch in der Tagespflege angewendet, daher schauen Sie nach der Frage zu einzelnen Erläuterungen auch in (▸ Kap. 6.3.2):

- Bereich 1: Mobilität/Selbstversorgung
- Bereich 2: krankheitsbezogene Anforderungen (Medikamente, Schmerz, Wunden)
- Bereich 3: Gestaltung des Alltagslebens
- Bereich 4: besondere Bedarfs- und Versorgungssituationen
- Bereich 5: Bedarfsübergreifende fachliche Anforderungen (Risiken, Biografie, Hilfsmittel, Hygiene)
- Bereich 6: Organisationsaspekte und QM

6.4.3 Prüffragen Tagespflege im Original mit Bewertung

Qualitätsbereich 1: Unterstützung bei der Mobilität und Selbstversorgung

Hier werden die grundpflegerischen Aspekte abgefragt:

1.1 Mobilität
1.2 Ernährung
1.3 Kontinenzförderung/Umgang mit Inkontinenz
1.4 Köperpflege/Selbstversorgung

Qualitätsbereich 2: Unterstützung bei der Bewältigung von krankheits- und therapiebedingten Anforderungen und Belastungen

Hierunter fallen:

2.1. Medikation
2.2 Schmerzmanagement
2.3 Wundversorgung
2.4 Unterstützung bei besonderen medizinisch-pflegerischen Bedarfslagen
2.5 Unterstützung bei der Bewältigung von sonstigen therapiebedingten Anforderungen

Qualitätsbereich 3: Unterstützung bei der Gestaltung des Alltagslebens und der sozialen Kontakte

Zu diesem Qualitätsbereich gehören folgende beiden Unterpunkte:

3.1 Unterstützung bei Beeinträchtigungen der Sinneswahrnehmung
3.2 Unterstützung bei der Beschäftigung und Kommunikation

Qualitätsbereich 4: Unterstützung in besonderen Bedarfs- und Versorgungssituationen

Hierzu zählen:

4.1 Aufnahme in die Tagespflege
4.2 Unterstützung von Tagespflegegästen mit herausfordernd erlebtem Verhalten und psychischen Problemlagen
4.3 Freiheitsentziehende Maßnahmen

Qualitätsbereich 5: Bedarfsübergreifende fachliche Anforderungen

Dieser Qualitätsbereich wird, ebenso wie der Qualitätsbereich 6, nicht bewertet. Hier werden lediglich Defizite gesucht, die im fachlichen Bereich liegen, sofern beim Tagesgast Defizite festgestellt wurden. Mit anderen Worten: Ist beim Tagesgast alles prima, bedarf es unter dem Punkt 5 keiner besonderen Prüfung. So sieht es die QPR vor: »*Grundlage der Beurteilung sind hier die Feststellungen, die die Prüferinnen und Prüfer bereits bei anderen Qualitätsaspekten getroffen haben. Weitergehende Feststellungen sind nicht vorgesehen.*«[93]

Werden beim Tagesgast Defizite festgestellt, werden die folgenden Bereiche überprüft:

5.1 Abwehr von Risiken und Gefährdungen
5.2 Biografieorientierte Unterstützung
5.3 Einhaltung von Hygieneanforderungen
5.4 Hilfsmittelversorgung
5.5 Schutz von Persönlichkeitsrechten und Unversehrtheit

Qualitätsbereich 6: Organisationsaspekte und internes Qualitätsmanagement

In diesem letzten Qualitätsbereich geht es um alte Themen wie die PDL und das Qualitätsmanagement:

6.1 Qualifikation der und Aufgabenwahrnehmung durch die verantwortliche Pflegefachkraft
6.2 Maßnahmen zur Vermeidung und Behebung von Qualitätsdefiziten

Wichtig **Lesen Sie die QPR**

Ganz egal, welcher Prüfer kommt und ganz egal, was er fordert: Schauen Sie unbedingt in die Qualitätsaspekte, deren Bewertung und die Erläuterungen. Haben Sie den Mut, jeden Prüfer zu fragen, wo das steht, was er gerade fordert.

[93] QPR Tagespflege, Anlage 2, S. 21

6.5 Die Qualitätsprüfung ambulant verstehen

Der Gesetzgeber fand die Pflegenoten nicht zielführend und schaffte in allen Altenhilfebereichen die notengebende Prüfung ab. Wann es für die ambulante Pflege so weit sein wird, stand bei Redaktionsschluss dieses Buches noch nicht fest. Aber im Abschlussbericht[94] ist bereits alles enthalten, was für die neue Form der Qualitätsprüfung erforderlich ist, um auch ambulant die ergebnisorientierte Prüfung zu etablieren.

Wie bei der stationären Pflege auch, werden nicht mehr die Dokumentationsergebnisse in den Vordergrund gestellt, sondern die Ergebnisse beim Klienten. Auch die Bewertung selbst ist nicht mehr nur auf »erfüllt« oder »nicht erfüllt« reduziert, sondern erfolgt differenziert:

A	Keine Auffälligkeiten oder Defizite
B	Auffälligkeiten, die keine Risiken oder negativen Folgen für den Klienten erwarten lassen
C	Defizit mit Risiko negativer Folgen für den Klienten
D	Defizit mit eingetretenen negativen Folgen für den Klienten

A =	Das Ergebnis beim Klienten ist nicht zu beanstanden, ebenso wenig die Dokumentation
B =	Das Ergebnis beim Klienten stimmt, allerdings schwächelt die Dokumentation. Wenn bspw. die Grundpflege nicht (oder nicht individuell) dokumentiert ist, aber der Klient oder seine Bezugsperson bestätigt, dass diese (individuell) durchgeführt wird.
C =	Der Klient/Bezugsperson ist nicht beraten worden, z. B. zu Hautproblemen.
D =	Die vom Pflegedienst durchgeführte Grundpflege lässt zu wünschen übrig

[94] Vgl. Büscher 2018

6.5.1 Auswahl der Klienten ambulant

Es werden auch ambulant erstmals pauschal neun Klienten aus der Kundenliste gewählt. Zunächst wird die Kundenliste aufgeteilt in drei Gruppen:

- Gruppe A: Klienten, die in der Mobilität beeinträchtigt sind wie auch in ihrer kognitiven Fähigkeiten.
- Gruppe B: Klienten, die in der Mobilität beeinträchtigt, in ihren kognitiven Fähigkeiten jedoch unbeeinträchtigt sind,
- Gruppe C: Klienten, die weder in der Mobilität noch in der Kognition eine Beeinträchtigung aufweisen.

Es werden je vier Klienten aus jeder Gruppe ausgewählt und die ersten beiden Klienten werden in die Stichprobe einbezogen.

Weitere drei Klienten werden nach Zufallsauswahl ausgewählt. Wobei mindestens ein Klient eine ärztlich verordnete, aufwändige Leistung der häuslichen Krankenpflege (HKP) erhalten sollte. Ansonsten werden sicher neue Klienten interessant sein, um das Aufnahmemanagement in Anwendung zu sehen.

6.6 Die fünf Qualitätsbereiche ambulant

Bereich 1: Unabhängig von vereinbarten Leistungen zu prüfende Aspekte

1.1 Aufnahmemanagement

1.2 Erfassung von und Reaktion auf Risiken und Gefahren

Bei 1.2 geht es um Risiken und Gefahren bei allen SGB XI-Klienten. Diese Gefahren muss der Pflegedienst auch dann erkennen, wenn er hierzu keinen Auftrag hat. Auch wenn der Pflegedienst nur den Auftrag hat, den Klienten freitags zu duschen, muss er dennoch bzgl. Schmerz, Sturz, Ernährung etc. eine Einschätzung vornehmen und den Klienten/seine Angehörigen entsprechend beraten.

1.3 Erfassung von und Reaktion auf Anzeichen einer Destabilisierung der Versorgungssituation

Diese Frage gab es bislang nicht, doch jeder Pflegedienst beachtet sie schon aus Eigeninteresse. Hier muss man nur seine Beratungsformulare oder Protokolle, die auf Deeskalation hinweisen, vorlegen können.

Bereich 2: Versorgung im Rahmen der individuell vereinbarten Leistungen

2.1 Unterstützung im Bereich der Mobilität

2.2 Unterstützung bei beeinträchtigter Kognition

Zwar gab es auch in der Vergangenheit schon Fragen zur Kognition, aber nicht in dieser Form: Unterstützung bei beeinträchtigter Kognition bedeutet, dass man nicht nur die Defizite aufschreibt, sondern die Auswirkungen auf das Alltagsleben, inkl. Orientierungs-, Deutungs- und Erinnerungshilfen.

2.3 Unterstützung im Bereich der Kommunikation

2.4 Unterstützung bei Verhaltensauffälligkeiten und psychischen Problemlagen

Hier wird eine systematische Erfassung der Verhaltensweisen des pflegebedürftigen Menschen erwartet und ihre Auswirkungen auf den Alltag. Zudem müssen verhaltenswirksame Faktoren identifiziert und Maßnahmen eingeleitet werden, um diese Faktoren zu begrenzen oder zu kompensieren. Und als letztes muss von den Mitarbeitern des ambulanten Pflegedienstes die Beratung und Anleitung auf die individuelle Lebenssituation zugeschnitten sein.

Beispiel **Hilfe beim Waschen**

Frau K. zieht sich am frühen Morgen an, ohne sich zu waschen, akzeptiert Hilfe beim Waschen aber nur, wenn sie noch nicht angezogen ist. Die Frühtour geht bereits um 5:45 Uhr zu Frau K. Sollte diese dennoch angezogen sein, versucht der Mitarbeiter, Frau K. die Situation zu erklären, handelt eine kleine Toilette aus (Waschen des Nötigsten). Frau K. wird gelobt, dass sie schon fertig ist und wie gut sie das macht. Ihr wird aber auch verdeutlicht, dass sie heute besonders gut aussehen sollte, weil sie vor ihrer Tochter gut dastehen mag.

2.5 Unterstützung bei der Körperpflege

2.6 Unterstützung bei der Nahrungs- und Flüssigkeitsaufnahme

2.7 Unterstützung bei der Ausscheidung

2.8 Unterstützung bei der Gestaltung des Alltagslebens sowie bei der Aufrechterhaltung und Förderung sozialer Kontakte

2.9 Anleitung und Beratung pflegender Angehöriger zur Verbesserung der Pflegekompetenz

2.10 Anleitung und Beratung des pflegebedürftigen Menschen zur Verbesserung der Selbstpflegekompetenz

2.11 Schmerzmanagement

In diesem gesamten Qualitätsbereich 2 geht es nur um die vereinbarten Leistungen. Die Qualitätsaspekte sind inhaltlich identisch mit den alten Prüffragen und bergen keine Überraschungen.

Bereich 3: Maßnahmen im Rahmen ärztlich verordneter Leistungen

In diesen Bereich eingeschlossen sind alle im Einzelfall gemäß der HKP-Richtlinie verordnungsfähigen Maßnahmen.

Tipp

Hat ein Klient keine häusliche Krankenpflege, entfällt dieser Bereich 3 komplett. Ansonsten sind die Fragen zu Medikamenten und Verordnungen identisch mit den Fragen der vergangenen Jahre.

Bereich 4: Sonstige Qualitätsaspekte in der personenbezogenen Prüfung

4.1 Zusammenarbeit mit Angehörigen

4.2 Erfassung von und Reaktion auf Anzeichen von Gewalt, Vernachlässigung, Unterversorgung

Auch wenn die Überschriften im Qualitätsbereich 4 neu erscheinen, inhaltlich ist hier nichts Neues zu finden.

Bereich 5: Einrichtungsbezogene Qualitätsaspekte

5.1 Internes Qualitätsmanagement und Behebung von Qualitätsdefiziten

5.2 Hygiene

5.3 Qualifikation der und Aufgabenwahrnehmung durch die Pflegedienstleitung

Im letzten Qualitätsbereich geht es um übergeordnete Dinge, die bereits seit Jahren fester Bestandteil der Qualitätsprüfungen sind.

6.6.1 Die Bewertung der Qualitätsaspekte ambulant

Wie (▶ Kap. 6.2) beschrieben, wird jeder Qualitätsaspekt bewertet:

A	Keine Auffälligkeiten oder Defizite
B	Auffälligkeiten, die keine Risiken oder negativen Folgen für die pflegebedürftige Person erwarten lassen
C	Defizit mit Risiko negativer Folgen für die pflegebedürftige Person
D	Defizit mit eingetretenen negativen Folgen für die pflegebedürftige Person

Sind die neun Klienten mit allen Aspekten bewertet, werden die C- und D-Bewertungen zusammengetragen. Diese Bewertung steht dann im Internet, neben den Bewertungen der internen Ergebnisse (▶ Kap. 5.1).

Tab. 28 Bewertung durch die Qualitätsprüfer*

Beste Bewertung: 4 Punkte/schlechteste Bewertung: 1 Punkt	
Qualitätsaspekte	**Punkte**
1. Aufnahmemanagement	■ □ □ □
2. Erfassung von und Reaktion auf Risiken und Gefahren	■ ■ ■ ■
3. Erfassung von und Reaktion auf Anzeichen einer kritischen Pflegesituation	■ ■ ■ □
4. Unterstützung im Bereich Mobilität	■ ■ ■ □
5. Unterstützung bei Beeinträchtigungen geistiger Fähigkeiten	■ ■ □ □
6. Unterstützung im Bereich der Kommunikation	■ ■ ■ ■
7. Unterstützung bei Verhaltensauffälligkeiten und psychischen Problemlagen	■ ■ □ □
8. Unterstützung bei der Körperpflege	■ ■ ■ ■
9. Unterstützung bei der Nahrungs- und Flüssigkeitsaufnahme	■ ■ ■ ■

Beste Bewertung: 4 Punkte/schlechteste Bewertung: 1 Punkt	
Qualitätsaspekte	**Punkte**
10. Unterstützung bei der Ausscheidung	■ ■ □ □
11. Unterstützung bei der Gestaltung des Alltagslebens und Förderung sozialer Kontakte	■ ■ ■ □
12. Anleitung und Beratung von Angehörigen zur Verbesserung der Pflegekompetenz	■ ■ ■ ■
13. Anleitung und Beratung des pflegebedürftigen Menschen zur Verbesserung der Selbstpflegekompetenz	X
14. Schmerzmanagement	X
15. Ärztlich verordnete Maßnahmen: Medikamente	■ ■ ■ □
16. Ärztlich verordnete Maßnahmen: Wundversorgung	■ ■ ■ □
* Vgl. Büscher 2018, S. 404	

Bedeutung der Symbole:

■ ■ ■ ■: Keine oder geringe Qualitätsdefizite

■ ■ ■ □: Moderate Qualitätsdefizite

■ ■ □ □: Erhebliche Qualitätsdefizite

■ □ □ □: Schwerwiegende Qualitätsdefizite

X: Konnte nicht ermittelt werden

6

6.6.2 Prüffragen ambulant im Original[95]

Bereich 1: Unabhängig von vereinbarten Leistungen zu prüfende Aspekte

1.1 Aufnahmemanagement

Leitfragen

1. Ist ein strukturiertes Vorgehen bei der Informationssammlung und der anschließenden Planung und Vereinbarung von Maßnahmen erkennbar? Wurden die individuellen pflegerelevanten Einschränkungen, Ressourcen und Fähigkeiten erfasst?
2. Wurde der pflegebedürftige Mensch oder ggf. seine Angehörigen zu seiner Sichtweise bei der Informationssammlung und der Planung und Vereinbarung von Maßnahmen befragt?
3. Wurden weitergehende Informationen mit Relevanz für die Durchführung der Pflege erhoben (z. B. Medikation, Behandlungsverläufe, Versorgung durch andere Personen oder Einrichtungen)?

1.2 Erfassung von und Reaktion auf Risiken und Gefahren

Leitfragen

1. Hat der Pflegedienst offenkundige Risiken und Gefahren in der Pflegesituation erkannt?
2. Wurden vorliegende Risiken und Gefahren bei der Maßnahmenplanung im Pflegeprozess berücksichtigt?
3. Wurden dem pflegebedürftigen Menschen und/oder den Angehörigen bestehende Risiken und Gefahren verdeutlicht?
4. Wurden Möglichkeiten zur Vermeidung von Risiken und Gefahren aufgezeigt und der pflegebedürftige Mensch und ggf. seine Angehörigen hierzu beraten?

[95] Vgl. Büscher 2018, S. 173ff.

1.3 Erfassung von und Reaktion auf Anzeichen einer Destabilisierung der Versorgungssituation

Leitfragen

1. Wurden offenkundige Anzeichen einer Überforderung des Hilfenetzes, einer abnehmenden Pflegebereitschaft oder einer abnehmenden Selbstpflegefähigkeit erkannt?
2. Wurde im Gespräch mit dem pflegebedürftigen Menschen und/oder den Angehörigen auf die Möglichkeit einer Destabilisierung der Versorgungssituation hingewiesen? Wurden Möglichkeiten aufgezeigt, einer Destabilisierung entgegenzuwirken?

Bereich 2: Versorgung im Rahmen der individuell vereinbarten Leistungen

2.1 Unterstützung im Bereich der Mobilität

Leitfragen

1. Wurden Beeinträchtigungen und Ressourcen im Bereich der Mobilität erfasst und unter Berücksichtigung eines früheren Mobilitätsstatus beurteilt?
2. Entspricht die Unterstützung bei der Mobilität dem individuellen Bedarf des pflegebedürftigen Menschen?
3. Werden zielgerichtete Maßnahmen zur Erhaltung und Förderung der Mobilität durchgeführt, die auf die noch vorhandenen Fähigkeiten und Bedürfnisse des pflegebedürftigen Menschen abgestimmt sind?
4. Wurden die vorliegenden Mobilitätsbeeinträchtigungen bei der Einschätzung gesundheitlicher Risiken berücksichtigt?
5. Wird der pflegebedürftige Mensch bei Bedarf bei der Nutzung von Hilfsmitteln für die Fortbewegung angeleitet oder beraten?

2.2 Unterstützung bei beeinträchtigter Kognition

Leitfragen

1. Liegt eine aktuelle, zutreffende Einschätzung der kognitiven Beeinträchtigungen und ihrer Konsequenzen für den Lebensalltag vor?
2. Erhält der pflegebedürftige Mensch eine bedarfs- und bedürfnisgerechte Unterstützung in Form von Orientierungs-, Deutungs- und Erinnerungshilfen bei alltäglichen Aktivitäten?

3. Werden die Angehörigen dabei unterstützt, wirksame Hilfe zur Kompensation kognitiver Beeinträchtigungen und zur Förderung kognitiver Fähigkeiten zu leisten? Werden sie dabei unterstützt, eine bedürfnisgerechte Tagesstruktur aufrechtzuerhalten?

2.3 Unterstützung im Bereich der Kommunikation

Leitfragen

1. Liegt eine zutreffende Einschätzung der kommunikativen Fähigkeiten vor?
2. Erhält der Pflegebedürftige eine bedarfs- und bedürfnisgerechte Unterstützung bei der Kommunikation und der Pflege sozialer Kontakte?
3. Werden die Angehörigen bei Bedarf dabei unterstützt, Hilfe im Bereich der Kommunikation zu leisten?

2.4 Unterstützung bei Verhaltensauffälligkeiten und psychischen Problemlagen

Leitfragen

1. Erfolgt eine systematische Erfassung der Verhaltensweisen des pflegebedürftigen Menschen sowie eine Beurteilung, inwieweit diese Verhaltensweisen ein Gefährdungspotenzial aufweisen oder aus anderen Gründen einen Bedarf auflösen?
2. Wurden verhaltenswirksame Faktoren identifiziert und Maßnahmen eingeleitet, um diese Faktoren zu begrenzen oder zu kompensieren?
3. Erhalten die Angehörigen eine Beratung und Anleitung von den Mitarbeitern des ambulanten Pflegedienstes, die auf die individuelle Lebenssituation zugeschnitten ist?

2.5 Unterstützung bei der Körperpflege

Leitfragen

1. Werden die vereinbarten Maßnahmen zur Unterstützung bei der Körperpflege durchgeführt?
2. Werden bei der Körperpflege die Wünsche des pflegebedürftigen Menschen berücksichtigt?
3. Werden Auffälligkeiten des Hautzustands bei der Durchführung der Körperpflege und ggf. der Beratung der Angehörigen berücksichtigt?

2.6 Unterstützung bei der Nahrungs- und Flüssigkeitsaufnahme

Leitfragen

1. Ist die Ernährungssituation inkl. Flüssigkeitsversorgung des pflegebedürftigen Menschen fachgerecht erfasst worden? Werden etwaige Risiken für eine Mangelernährung berücksichtigt?
2. Erfolgt eine bedarfs- und bedürfnisgerechte Unterstützung des pflegebedürftigen Menschen bei der Nahrungs- und Flüssigkeitsaufnahme?
3. Werden erforderliche Hilfsmittel zur Unterstützung der Nahrungs- und Flüssigkeitsaufnahme fachgerecht eingesetzt?

2.7 Unterstützung bei der Ausscheidung

Leitfragen

1. Wurde die Kontinenz des pflegebedürftigen Menschen zutreffend erfasst?
2. Werden geeignete Maßnahmen zum Kontinenzerhalt, zur Unterstützung bei Kontinenzverlust oder beim Umgang mit künstlichen Ausgängen durchgeführt?
3. Werden erforderliche Hilfsmittel fachgerecht eingesetzt?

2.8 Unterstützung bei der Gestaltung des Alltagslebens sowie bei der Aufrechterhaltung und Förderung sozialer Kontakte

Leitfragen

1. Sind die Interessen an Aktivitäten und Gewohnheiten des pflegebedürftigen Menschen bekannt?
2. Wurde bei Bedarf mit dem Pflegebedürftigen (oder seinen Bezugspersonen/Angehörige) eine individuelle Tagesstrukturierung erarbeitet und wurde Unterstützung geleistet, diese Tagesstruktur umzusetzen?
3. Erhält der Pflegebedürftige Unterstützung dabei, bedürfnisgerechten Beschäftigungen im Lebensalltag nachzugehen und soziale Kontakte zu pflegen?

2.9 Anleitung und Beratung pflegender Angehöriger zur Verbesserung der Pflegekompetenz

Leitfragen

1. Wurden die individuellen Lernvoraussetzungen der Angehörigen sowie ihre pflegerischen Fertigkeiten erfasst?

2. Liegt eine mit den Angehörigen abgestimmte Planung zur Durchführung edukativer Maßnahmen vor, die den Wünschen der Angehörige entspricht und ihre Lernvoraussetzungen berücksichtigt?
3. Werden Anleitungen zur Verbesserung praktischer Fertigkeiten auf der Grundlage definierter Methoden durchgeführt? Wird den Angehörigen das jeweils relevante pflegerische Wissen vermittelt?
4. Wird die Entwicklung der Pflegekompetenz erfasst und in die Anpassung der Maßnahmenplanung einbezogen?
5. Wird die Beratung von Fachkräften durchgeführt?

2.10 Anleitung und Beratung des pflegebedürftigen Menschen zur Verbesserung der Selbstpflegekompetenz

Leitfragen

1. Wurden die individuellen Lernvoraussetzungen erfasst?
2. Liegt eine mit dem pflegebedürftigen Menschen abgestimmte Planung zur Durchführung edukativer Maßnahmen vor, die seinen Wünschen entspricht und die Lernvoraussetzungen berücksichtigt?
3. Werden Anleitungen zur Verbesserung praktischer Fertigkeiten auf der Grundlage definierter Methoden durchgeführt? Wird dem pflegebedürftigen Menschen das jeweils relevante pflegerische Wissen vermittelt?
4. Wird die Entwicklung der Selbstpflegekompetenz erfasst und in die Anpassung der Maßnahmenplanung einbezogen?
5. Wird die Beratung von Fachkräften durchgeführt?

2.11 Schmerzmanagement

Leitfragen

1. Ist die Schmerzsituation des pflegebedürftigen Menschen fachgerecht erfasst worden?
2. Erhält der Pflegebedürftige eine fachgerechte Unterstützung zur Schmerzbewältigung?
3. Sind die Angehörigen in der Lage, eine Schmerzeinschätzung durchzuführen, Schmerzen mitzuteilen und situationsgerechte Maßnahmen zur Reduktion bzw. Beseitigung der Schmerzen beizutragen?
4. Werden ärztliche Verordnungen zur Schmerztherapie berücksichtigt?

Bereich 3: Maßnahmen im Rahmen ärztlich verordneter Leistungen

Verordnete Maßnahme 1/2/3

Leitfragen

1. Werden die Maßnahmen entsprechend der ärztlichen Verordnung erbracht?
2. Ist im Bedarfsfall (z. B. bei gesundheitlichen Veränderungen oder kurz vor Ablauf des Verordnungszeitraums) eine Kommunikation mit dem verordnenden Arzt erkennbar?
3. Werden vertraglich definierte Qualifikationsanforderungen berücksichtigt?
4. Entspricht die Durchführung der Maßnahme dem aktuellen Stand des Wissens?

Bereich 4: Sonstige Qualitätsaspekte in der personenbezogenen Prüfung

4.1 Zusammenarbeit mit Angehörigen

Leitfragen

1. Wurden Gespräche mit den Angehörigen über die Pflegesituation geführt?
2. Wurden feste Vereinbarungen zur gemeinsamen Gestaltung der Pflegesituation getroffen?
3. Wurde auf die Wünsche der Angehörigen zur Gestaltung der Pflegesituation eingegangen?

4.2 Erfassung von und Reaktion auf Anzeichen von Gewalt, Vernachlässigung Unterversorgung

Leitfragen

1. Wurden im Rahmen der Pflege mögliche Anzeichen von Gewaltanwendung, Vernachlässigung, Missbrauch oder Unterversorgung wahrgenommen?
2. Wie wurde bei vorliegenden Anzeichen reagiert und welche Maßnahmen wurden ggf. ergriffen?
3. Welche Fragen und Unsicherheiten bestehen im Umgang mit Anzeichen für Gewalt, Vernachlässigung, Missbrauch und Unterversorgung?

7 Sind unterschiedliche Modelle, Vorgehen und Handhabungen zu vernetzen?

Qualitätsindikatoren (QI), Qualitätsaspekte (QA), Begutachtungsinstrument (BI) und die Pflegedokumentation sind nicht deckungsgleich. Eine ungenutzte Chance! Auf die Frage, warum man mit der neuen qualitätsindikatorengestützten Qualitätsprüfung die einmalige Chance der Angleichung nicht genutzt hat, heißt es im Abschlussbericht[96]: *»Die Bezugnahme auf den Pflegebedürftigkeitsbegriff bietet außerdem eine gute Grundlage, um die neuen Prüfsysteme in der stationären und ambulanten Versorgung besser miteinander zu verzahnen, [...] ohne eine komplett andere Gliederungsform zugrunde zu legen.«*

Das BI hat ähnlich lautende Überschriften wie die Themenfelder der SIS®. In den Schulungsunterlagen 2.0 heißt es: *»Die Themenfelder haben einen Wiedererkennungswert zu der inhaltlichen Ausrichtung des am 01.01.2017 in Kraft getretenen Begutachtungsinstruments.«*[97]

Für uns als Außenstehende stellt sich dann aber die Frage: Warum hat man sich bei der Reihenfolge nicht geeinigt, sondern nur einen »Wiedererkennungswert« geschaffen? Weil keiner der Zuständigen nachgeben wollte? Einen plausiblen Grund kann keine der Parteien liefern, für mich sind das nur halbherzige Erklärungsversuche. Eine einheitliche Struktur in QI, QA, SIS® und BI würde allen Durchführenden das Leben leichter machen. Hätte man die sechs Module der Pflegebedürftigkeit als Grundlage genommen und dann noch angefügt, was in den anderen Bereichen hinzugehört, hätte man nicht einmal das Gesetz ändern müssen.

96 Wingenfeld 2018, S. 20
97 Der Bevollmächtigte... 2017, S. 27

Sieht man die vier Systeme nebeneinander, wird deutlich, dass es sehr einfach gewesen wäre, die ersten vier Bereiche anzugleichen.

Tab. 29 Gegenüberstellung SIS®, BI, QI, QA

SIS®-Themenfelder	BI Module	QI	QA
Themenfeld 1 – Kognitive und kommunikative Fähigkeiten	Modul 1: Mobilität	1 Mobilität	1.1 Mobilität
Themenfeld 2 – Mobilität und Beweglichkeit	Modul 2: Kognitive und kommunikative Fähigkeiten	2 Alltagsverrichtungen	1.2 Ernährung
Themenfeld 3 – Krankheitsbezogene Anforderungen und Belastungen	Modul 3: Verhaltensweisen und psychische Problemlagen	3 Alltagsgestaltung	1.3 Ausscheidung
Themenfeld 4 – Selbstversorgung	Modul 4: Selbstversorgung	4 Dekubitus	1.4 Körperpflege
Themenfeld 5 – Leben in sozialen Beziehungen	Modul 5: Bewältigung von und selbständiger Umgang mit krankheits- oder therapiebedingten Anforderungen und Belastungen	6 Gewichtsverlust	2.4 Bewältigung von und selbständiger Umgang mit krankheits- oder therapiebedingten Anforderungen
Themenfeld 6 – • ambulant: Haushaltsführung • stationär: Wohnen/Häuslichkeit • Kurzzeitpflege: Wahrung der Individualität während des Aufenthaltes/Erste Einschätzung zur weiteren Versorgung nach der Kurzzeitpflege • Tagespflege: Erhalt / Förderung von Alltagsfähigkeiten bzw. Sicherstellung von Rückzugsbedürfnissen	Modul 6: Gestaltung des Alltagslebens und sozialer Kontakte	5 Sturzfolgen	2.2 Schmerz

7.1 Passen Sie die Pflegedokumentation nicht an alle Anforderungen an

7.1.1 Das BI gehört nicht in die Dokumentation

Versuchen Sie nicht, das BI in der Pflegedokumentation abzubilden. Damit hätten Sie die unsinnige Aufgabe, insgesamt 64 Kriterien hinsichtlich der Eingradung zu beachten.

Lassen Sie sich auch nicht durch die Tatsache verführen, dass einige Überschriften der Themenfelder der SIS® den Titeln der Module des BI gleichen. Die Strukturierte Informationssammlung (SIS®) ist dazu da, die individuellen und persönlichen Bedürfnisse eines Menschen in seinem Alltag darzulegen. Das BI betrachtet eher abstrakt, was ein Mensch kann oder nicht. Zum Beispiel werden das Treppensteigen, das An-/Auskleiden, die Nutzung der Toilette etc. nicht individuell betrachtet.

Ganz gleich, ob Sie das Strukturmodell (und damit die SIS®) als Informationssammlung nutzen oder nach einem anderen Modell (etwa: ABEDL) klassische Pflegeplanungen schreiben – Die Besonderheiten des Menschen, seine Fähigkeiten, Einschränkungen und Fehlhandlungen etc. werden sich in seiner Dokumentation mit Sicherheit widerspiegeln, ebenso wie die körperlichen Handicaps. Das müssen Sie keinesfalls über alle 64 Kriterien hinweg einzeln dokumentieren.

Fazit **Es ist eigentlich alles drin**

Die Kriterien der sechs Module finden sich sicherlich in der Pflegedokumentation wieder, wenn auch nicht im Originalwortlaut. Das muss auch nicht sein. Das wäre alles andere als eine Entbürokratisierung.

7.1.2 Bringen Sie die QI nicht in die Dokumentation ein

Die 98 Fragen (bzw. Variablen) zum Ausfüllen der internen Ergebniserfassung ergeben sich in 39 Fragen schon durch das Ausfüllen der BI-Module 1, 2, 4 und 6 (▶ Kap. 5.1.3). Die restlichen Fragen sind zum Teil Stammdaten und ein geringer Teil (Frage 65 bis 98) sind Fragen aus der Dokumentation.

Fazit **Keine Änderung nötig**

In Bezug auf die Einbindung der QI, muss die Dokumentation nicht geändert werden.

7.1.3 Bringen Sie die Qualitätsaspekte in die Dokumentation ein

Die neue Art der Qualitätsprüfung bringt einige neue Fragen in das System. Daran müssen Sie Ihre Dokumentation anpassen.

Die Problemfragen in der stationären Pflege:
- QA 1.1 Aufenthalte im Freien
- QA 3.1 Seh- und Hörvermögen
- QA 3.3 Nächtliche Versorgung
- QA 4.3 Verhaltensauffälligkeiten und psychische Problemlagen

Die Problemfragen in der ambulanten Pflege:
- QA 1.2 Erfassung von und Reaktion auf Risiken und Gefahren
- QA 1.3 Erfassung von und Reaktion auf Anzeichen einer Destabilisierung der Versorgungssituation
- QA 2.2 Unterstützung bei beeinträchtigter Kognition
- QA 2.4 Unterstützung bei Verhaltensauffälligkeiten und psychischen Problemlagen

Die Problemfragen in der Tagespflege:
- QA 1.1 Aufenthalte im Freien
- QA 3.1 Seh- und Hörvermögen
- QA 4.3 Verhaltensauffälligkeiten und psychische Problemlagen

7.2 Nutzen Sie die Qualitätsaspekte als Pflegevisite

Auch wenn Pflegevisiten in Art, Häufigkeit und Nutzen nicht vorgeschrieben sind, so sind sie ein wesentlicher Baustein der internen Qualitätssicherung. Jede Leitungskraft wird ein Interesse daran haben, zu wissen, wie Klienten versorgt werden und Mitarbeiter arbeiten. Hierzu ist eine Visite unerlässlich.

Ob Sie nun eine Pflege-, Doku-, Klienten- oder Mitarbeitervisite machen, nutzen Sie doch die Qualitätsaspekte dafür. Warum sollten Sie sich Ihre eigene Struktur ausdenken?

Wenn Sie die Fragen, die MDK & Co. in Prüfungen stellen, permanent als eigenes Instrument nutzen, kommen Sie leichter in die Prüfsystematik und lernen den Umgang mit der neuen Anforderung.

Wenn Sie zu den QA noch eigene Dinge abfragen wollen, ergänzen Sie diese einfach.

Literatur

Büscher A et al. (2018): Entwicklung der Instrumente und Verfahren für Qualitätsprüfungen nach §§ 114ff. SGB XI und die Qualitätsdarstellung nach § 115 Abs. 1a SGB XI in der ambulanten Pflege. Abschlussbericht Osnabrück/Bielefeld, 20. August 2018.

Der Bevollmächtigte der Bundesregierung für Pflege & EinSTEP (2017): Informations- und Schulungsunterlagen zur Einführung des Strukturmodells in der ambulanten, stationären und teilstationären Langzeitpflege. Version 2.0 von Oktober 2017. Berlin.

Deutsche Gesellschaft für Ernährung e.V. (2014): Praxiswissen Mangelernährung im Alter. Bonn. https://www.fitimalter-dge.de/fileadmin/user_upload/medien/Mangelernaehrung_im_Alter.pdf

Deutsches Netzwerk für Qualitätsentwicklung in der Pflege (Hrsg.) (2013): Expertenstandard Sturzprophylaxe in der Pflege. 1. Aktualisierung, Osnabrück.

Deutsches Netzwerk für Qualitätsentwicklung in der Pflege (Hrsg.) (2014): Expertenstandard Förderung der Harnkontinenz in der Pflege, 1. Aktualisierung. Osnabrück.

Deutsches Netzwerk für Qualitätsentwicklung in der Pflege (2015): Expertenstandard Pflege von Menschen mit chronischen Wunden. 1. Aktualisierung. Osnabrück.

Deutsches Netzwerk für Qualitätsentwicklung in der Pflege (Hrsg.) (2017): Expertenstandard Ernährungsmanagement zur Sicherung und Förderung der oralen Ernährung in der Pflege, 1. Aktualisierung. Osnabrück.

Deutsches Netzwerk für Qualitätsentwicklung in der Pflege (Hrsg.) (2017): Expertenstandard Dekubitusprophylaxe in der Pflege. 2. Aktualisierung. Osnabrück.

Deutsches Netzwerk für Qualitätsentwicklung in der Pflege (2018): Beziehungsgestaltung in der Pflege von Menschen mit Demenz. Osnabrück.

Deutsches Netzwerk für Qualitätsentwicklung in der Pflege (Hrsg.) (2020): Expertenstandard Schmerzmanagement in der Pflege , Osnabrück

Geschäftsstelle Qualitätsausschuss Pflege (2019): Maßstäbe und Grundsätze für die Qualität, die Qualitätssicherung und -darstellung sowie für die Entwicklung eines einrichtungsinternen Qualitätsmanagements nach § 113 SGB XI. https://www.gs-qsa-pflege.de/dokumente-zum-download/

GKV & MDS (2019): Richtlinien des GKV-Spitzenverbandes für die Qualitätsprüfung in Pflegeeeinrichtungen nach § 114 SGB XI. Vollstationäre Pflege. (QPR vollstationär). https://www.mds-ev.de/themen-des-mds/pflegequalitaet/qualitaetspruefungen.html

GKV (2020): Qualitätsprüfungs-Richtlinien für die Tagespflege (QPR Tagespflege). Richtlinien des GKV-Spitzenverbandes über die Durchführung der Prüfung der in Pflegeeinrichtungen erbrachten Leistungen und deren Qualität nach § 114 SGB XI für die Tagespflege vom 26. Oktober 2020. https://www.mds-ev.de/richtlinien-publikationen/pflegeversicherung/qualitaetspruefungen-rechtliche-grundlagen.html

König J (2017): Was die PDL wissen muss. 8., aktualisierte Auflage. Schlütersche Verlagsgesellschaft, Hannover.

König J (2020): Dokumentationswahnsinn in der Pflege – es geht auch anders. 4., aktualisierte Auflage. Schlütersche Verlagsgesellschaft, Hannover.

MDS (2019a): Das Neue Begutachtungsinstrument der sozialen Pflegeversicherung. Die Selbstständigkeit als Maß der Pflegebedürftigkeit. https://www.mds-ev.de/themen-des-mds/pflegebeduerftigkeit-und-pflegebegutachtung/das-begutachtungsinstrument.html

MDS & GKV (2019b): Richtlinien des GKV-Spitzenverbandes zur Feststellung der Pflegebedürftigkeit nach dem XI. Buch des Sozialgesetzbuches (Begutachtungs-Richtlinien – BRi) https://www.mds-ev.de/themen-des-mds/pflegebeduerftigkeit-und-pflegebegutachtung/das-begutachtungsinstrument.html

MDS & GKV (2020): Qualitätsprüfungs-Richtlinien. Transparenzvereinbarung. Grundlagen der Qualitätsprüfungen nach §§ 114 ff SFGB XI. Teil 1a – Ambulante Pflegedienste. https://www.mds-ev.de/richtlinien-publikationen/pflegeversicherung/qualitaetspruefungen-rechtliche-grundlagen.html

Sozialgesetzbuch (SGB) – Elftes Buch (XI) – Soziale Pflegeversicherung (Artikel 1 des Gesetzes vom 26. Mai 1994, BGBl. I S. 1014) SGB 11. Zuletzt geändert durch Artikel 1 vom 17. Dezember 2018 (BGBl. I S. 2587)

Roes M (2014): »Pflegewissenschaftliche Einordnung Strukturmodell/SIS®/Risikomatrix« Veranstaltungsreihe der BAFGW Katholische Akademie, Kardinal Wendel Haus, 29. September 2014

Wingenfeld K et al. (2017): Entwicklung, der Instrumente und Verfahren für Qualitätsprüfungen nach §§ 114ff. SGB XI und die Qualitätsdarstellung nach § 115 Abs. 1a SGB XI in der stationären Pflege. Zweiter Zwischenbericht: Definition zentraler Konzeptbausteine, Bielefeld/Göttingen 15. September 2017

Wingenfeld K et al. (2018): Entwicklung der Instrumente und Verfahren für Qualitätsprüfungen nach §§ 114ff. SGB XI und die Darstellung nach § 115 Abs. 1a SGB XI in der stationären Pflege. Abschlussbericht: Darstellung der Konzeptionen für das neue Prüfverfahren und die Qualitätsdarstellung. Bielefeld/Göttingen, 3. September 2018

Register

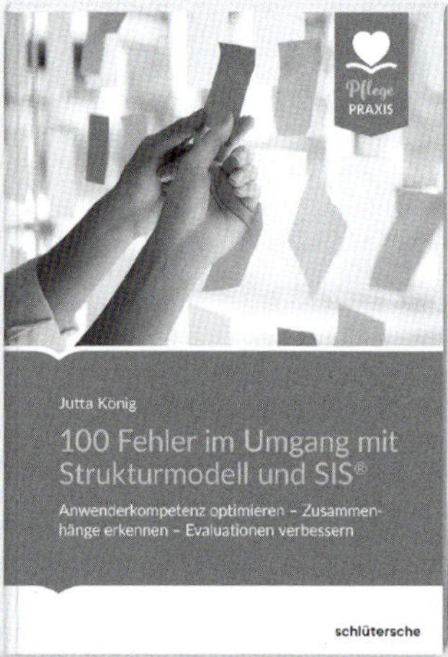
Pflege PRAXIS
Jutta König
100 Fehler im Umgang mit Strukturmodell und SIS®
Anwenderkompetenz optimieren – Zusammenhänge erkennen – Evaluationen verbessern
schlütersche